Albert Mwembo Tambwe-A-Nkoy

Prévention de la transmission mère et enfant du VIH en RD Congo

Albert Mwembo Tambwe-A-Nkoy

Prévention de la transmission mère et enfant du VIH en RD Congo

Quelle stratégie adopter ou renforcer à Lubumbashi?

Presses Académiques Francophones

Mentions légales / Imprint (applicable pour l'Allemagne seulement / only for Germany)
Information bibliographique publiée par la Deutsche Nationalbibliothek: La Deutsche Nationalbibliothek inscrit cette publication à la Deutsche Nationalbibliografie; des données bibliographiques détaillées sont disponibles sur internet à l'adresse http://dnb.d-nb.de.
Toutes marques et noms de produits mentionnés dans ce livre demeurent sous la protection des marques, des marques déposées et des brevets, et sont des marques ou des marques déposées de leurs détenteurs respectifs. L'utilisation des marques, noms de produits, noms communs, noms commerciaux, descriptions de produits, etc, même sans qu'ils soient mentionnés de façon particulière dans ce livre ne signifie en aucune façon que ces noms peuvent être utilisés sans restriction à l'égard de la législation pour la protection des marques et des marques déposées et pourraient donc être utilisés par quiconque.

Photo de la couverture: www.ingimage.com

Editeur: Presses Académiques Francophones est une marque déposée de
Südwestdeutscher Verlag für Hochschulschriften GmbH & Co. KG
Heinrich-Böcking-Str. 6-8, 66121 Sarrebruck, Allemagne
Téléphone +49 681 37 20 271-1, Fax +49 681 37 20 271-0
Email: info@presses-academiques.com

Produit en Allemagne:
Schaltungsdienst Lange o.H.G., Berlin
Books on Demand GmbH, Norderstedt
Reha GmbH, Saarbrücken
Amazon Distribution GmbH, Leipzig
ISBN: 978-3-8381-7138-8

Imprint (only for USA, GB)
Bibliographic information published by the Deutsche Nationalbibliothek: The Deutsche Nationalbibliothek lists this publication in the Deutsche Nationalbibliografie; detailed bibliographic data are available in the Internet at http://dnb.d-nb.de.
Any brand names and product names mentioned in this book are subject to trademark, brand or patent protection and are trademarks or registered trademarks of their respective holders. The use of brand names, product names, common names, trade names, product descriptions etc. even without a particular marking in this works is in no way to be construed to mean that such names may be regarded as unrestricted in respect of trademark and brand protection legislation and could thus be used by anyone.

Cover image: www.ingimage.com

Publisher: Presses Académiques Francophones is an imprint of the publishing house
Südwestdeutscher Verlag für Hochschulschriften GmbH & Co. KG
Heinrich-Böcking-Str. 6-8, 66121 Saarbrücken, Germany
Phone +49 681 37 20 271-1, Fax +49 681 37 20 271-0
Email: info@presses-academiques.com

Printed in the U.S.A.
Printed in the U.K. by (see last page)
ISBN: 978-3-8381-7138-8

OPTIMISATION DE LA COUVERTURE OPÉRATIONNELLE DE LA PREVENTION DE LA TRANSMISSION MÈRE - ENFANT DU VIH A LUBUMBASHI, RÉPUBLIQUE DÉMOCRATIQUE DU CONGO : QUELLE STRATÉGIE ADOPTER OU RENFORCER ?

Albert MWEMBO TAMBWE A NKOY

Promoteur : Professeur Pierre BUEKENS

Co-Promoteur : Professeur Prosper KALENGA MUENZE

Thèse présentée en vue de l'obtention du titre de

Docteur en Sciences de la Santé Publique

Juillet 2012

UNIVERSITE LIBRE DE BRUXELLES

FACULTE DE MEDECINE

ECOLE DE SANTE PUBLIQUE

1

DÉDICACE

A mon regretté Evariste Tshite Nkoy Mwembo dont je suis le fils. Papa, tu m'as quitté quand j'étais loin de toi pour cette thèse. Je n'ai pas eu la chance d'entendre ta dernière voix cassée. Chaque jour qui passe, quand je pense à toi, les larmes coulent de mes yeux. Que cet honneur te revienne ;

A ma mère Anastasie Mbûu Tambwe pour tant de sacrifice consenti au cours de mes études ;

A mon épouse Anne-Marie Kasongo pour ton amour et ta patience face à mes absences prolongées pendant la réalisation de cette thèse. Par ta bravoure tu as su maintenir l'harmonie familiale ;

A mes enfants : Anastasie, Evariste, Eliane et Albert pour votre patience à supporter mes longues et fréquentes absences ;

A mes nièces et neveux : Bibish et Mitterand, Regine, Philemon, Anne-Marie et Michel, Alidor, Jean, Francois, Didier, Clarice….

A tous mes frères et sœurs ainsi que leur familles : Marie Ndala Tshite, Helene Ngonge Tshite, Christine Mwadi Tshite ; Georges Kasongo Mwembo et Véronique Ngolo Tshite

A mon beau frère Alidor Kayamba

A mes cousines et cousins

A ma belle famille : Papa Kasika, maman Kausa, Chantal Kabamba, Nadine Kitenge, Marcel Ngoy, David et Rachel

A toutes les familles amies

Pour tout votre soutien moral, spirituel et matériel.

Je dédie ce travail.

REMERCIEMENTS

Cette thèse est le résultat des efforts conjugués des plusieurs personnes et institutions. Mes mots ne peuvent pas exprimer correctement ma gratitude à tous. Simplement, je dis merci à quiconque qui a contribué d'une manière ou d'une autre à l'aboutissement de cette thèse. Aussi d'avance, je présente mes excuses à celles que je n'aurai pas citées nommément.

Concernant les institutions, qu'il me soit permis de remercier tout d'abord la Coopération Technique Belge (CTB) pour m'avoir octroyé cette bourse d'étude. Ensuite, je remercie sincèrement l'Université de Lubumbashi (UNILU) pour m'avoir donné cette opportunité et ; l'Institut de Médecine Tropicale d'Anvers (IMT) .Et en fin, l'Ecole de Santé Publique de l'Université Libre de Bruxelles (ULB), pour la formation et l'encadrement dont j'ai été bénéficiaire au cours de la réalisation de cette thèse.

Je remercie profondément, les autorités sanitaires de la ville de Lubumbashi pour l'intérêt et leur soutien apportés à mes recherches de terrain.

Professeur Pierre Buekens, promoteur de ce travail, je vous dis merci pour avoir accepté de diriger et accompagner un inconnu malgré vos lourdes charges professionnelles et la grande distance qui nous sépare. Votre rigueur scientifique, votre patience et votre disponibilité sans faille ont permis l'aboutissement de ce travail.

Professeur Prosper Kalenga co-promoteur de cette thèse, je vous remercie pour avoir accepté de co-diriger ce travail. C'est depuis mon assistanat que vous n'avez cessé de me conduire scientifiquement ; d'abord lors de ma première publication dans une Revue Française de Gynécologie et Obstétrique, puis lors de mon mémoire de spécialisation en gynécologie obstétrique et enfin, la co-direction de cette thèse. Votre rigueur et disponibilité m'ont encouragé et soutenu pour finaliser ce travail.

Professeur Philippe Donnen, Président de mon comité d'encadrement, merci pour votre disponibilité, flexibilité, encouragement et soutien tout au long de la réalisation de cette thèse. Vous étiez pour moi non seulement un encadreur, mais le pilier de mon intégration à l'Ecole de Santé Publique de l'ULB. A travers vous, je me sentais réconforté et consolé devant l'incertitude.

5

Professeur Perrine Humblet, membre de mon comité d'encadrement, merci pour vos corrections et orientations tout au long de la réalisation de cette thèse. Votre lecture non médicale m'a permis d'intégrer l'approche pluridisciplinaire dans ma thèse.

Professeur Michèle Dramaix, merci pour vos corrections et orientations tout au long de la réalisation de cette thèse.

Professeur Sophie Alexander, merci pour vos corrections et orientations dans la conception du projet de cette thèse.

Mes remerciement s'adressent à toi mon ami, Professeur Faustin Chenge pour ton amitié, tes corrections, orientations, disponibilités, rigueur et assistance tout au long de la réalisation de cette thèse au prix de sacrifier tes multiples préoccupations.

Professeur Malonga Kaj, Directrice de l'Ecole de Santé Publique de Lubumbashi pour tout le soutien et l'orientation depuis le début de cette thèse.

Ma gratitude s'adresse au Professeur Chenge Borasisi, Vice doyen de la Faculté de Médecine et Médecin Directeur des Cliniques Universitaires de Lubumbashi , pour son soutien et ses encouragements tout au long de la réalisation de ce travail.

Mes remerciement s'adressent au Professeur Wakunga, Doyen de la Faculté de Médecine pour les encouragements m'adressés tout au long de la réalisation de cette thèse. Qu'il en soit de même de tous les Professeurs du département de Gynécologie et Obstétrique, à savoir Professeurs Mutach, Kizonde, Kakudji, Kabila et le regretté Otshudiongo.
Egalement, nos remerciements s'adressent au Professeur Luboya pour ses encouragements lors de la réalisation de cette thèse.

Que tous les collègues et amis des départements de Gynécologie et Obstétrique et de Santé Publique reçoivent mes remerciements pour leurs encouragements et soutien pendant la réalisation de cette thèse. Plus particulièrement, ceux de service de Gynécologie et Obstétrique des Cliniques Universitaires de Lubumbashi, qui ont pu supporter mes absences répétées et prolongées du service.

Mes remerciements s'adressent à tous les amis et confrères avec qui nous partageons la vie quotidienne pour leur soutien et encouragement .Je cites : Robert Lukamba, Richard Bukongo, Godet Assumani, Saleh, Claude Mwamba, Jean Kazadi, Willy Arung, Vincent Kalombo, Abdon Mukalay, Jean Louis Mbuyi, Andrien Kankolongo ,Odon Mbikay, Jeacques Particulièrement à toi Danny Kasongo je dis merci pour ce temps de la fin de cette thèse que nous avons partagé, tes conseils et encouragements...

Pour tes conseils et les échanges scientifiques que nous avons eu ensembles, je te dis merci Rénovate.

Popaul Malamba, Cham Lubamba et Kabulu Arnauld, je vous dis merci pour votre soutien particulier au cours de cette thèse.

Au Dr Pascal Nawej et toute l'équipe de CMDC, je dis merci pour leurs encouragements.

Mes remerciements s'adressent également à madame Kateng, coordinatrice provinciale de la PTME Katanga ; Eric Kasamba , le biologiste ; Abel Ntambwe coordinateur de Femme Sida, Francine Muteb, coordinatrice de AMKA et tous les responsables des structures de santé qui ont servi de cadre de nos études pour leur collaboration pendant la réalisation de cette thèse.

Que toutes les enquêtrices qui ont participé à la récolte des données malgré leurs multiples occupations trouvent ici l'expression de ma gratitude.

RESUME

Position du problème

La majorité des enfants contaminés par le VIH se retrouve dans les pays en développement. Pour prévenir la transmission verticale les femmes doivent d'abord connaître leur statut sérologique au VIH. En République Démocratique du Congo, le problème posé par la transmission mère-enfant est préoccupant. Pour lutter contre cette transmission verticale, la Prévention de la Transmission du VIH de la Mère à l'Enfant (PTME) est intégrée dans le paquet minimum d'activités de la CPN. Comme dans d'autres pays, la couverture reste toujours insuffisante.

Objectifs

Spécifiquement ce travail visait à : (1) déterminer la proportion des femmes qui n'ont pas fait l'objet du dépistage du VIH parmi les accouchées des maternités de Lubumbashi ; (2) évaluer le niveau de connaissance du personnel travaillant dans des maternités en matière des recommandations de la PTME à Lubumbashi ; (3) déterminer l'acceptabilité du dépistage rapide du VIH en salle de travail ; (4) et mettre sur pieds une stratégie pouvant contribuer à atteindre une couverture opérationnelle optimale de la PTME dans des contextes similaires à la ville de Lubumbashi.

Méthodologie

C'est une approche de recherche-action réalisée au niveau du système de santé, des prestataires de soins, parturientes et accouchées dans les maternités de Lubumbashi. Pour ce faire deux études transversales et une intervention ont été réalisées à partir d'avril 2010 à février 2011 : les études transversales ont permis de déterminer la proportion des accouchées avec un statut sérologique VIH inconnu et d'évaluer le niveau de Connaissances, Attitudes et Pratiques (Niveau de CAP) des prestataires de soins de salles de travail face aux recommandations de la PTME. L'intervention a consisté à faire le dépistage rapide du VIH chez les parturientes admises en salles de travail.

Résultats

Parmi les accouchées, 52,5 % ignoraient leur statut sérologique au VIH. Parmi elles, 62,9 % accepteraient de faire le test VIH à la maternité. La proportion des femmes avec un statut sérologique inconnu au VIH était significativement plus élevée chez celles qui n'avaient pas suivi de CPN (*Odds Ratio* ajusté [ORa] = 5,8; Intervalle de Confiance [IC] 95 % : 1,7-19,0) et chez celles qui avaient un bas niveau d'instruction (ORa = 1,5 ; IC 95% : 1,1-2,1).

Le niveau de CAP de la PTME des prestataires des maternités à Lubumbashi etait suffisant dans seulement 8,5 % des cas. La proportion de prestataires avec un niveau CAP suffisant était significativement plus élevée chez les universitaires que chez les non universitaires (ORa = 8,6; [IC] 95 % : 1,6-47,5) et dans les maternités où la PTME était intégrée (OR = 4,5 ; IC 95 % : 1,3-18,4).

Sur 474 parturientes, 433 (91,4 % ; IC 95 % : 88,4-93,7 %) ont bénéficié d'un dépistage du VIH en salle de travail après *counseling*. La prévalence du VIH chez les parturientes examinées était de 4,8 %. L'acceptabilité du dépistage rapide du VIH était significativement plus élevée lorsque la durée du *counseling* était inferieure ou égale à 5 minutes (ORa = 5,8 ; IC 95 % : 2,6-13); chez les parturientes qui avaient déclaré ne pas avoir l'objet de dépistage aux CPN (ORa = 3,8 ; IC 95 % : 2-7,8) et chez celles qui étaient en début de travail d'accouchement (ORa = 2,3 ; IC 95 % : 1,2-4,7).

Conclusion

La proportion de femmes qui accouchent sans connaître leur statut sérologique au VIH est encore importante, malgré le fait que le dépistage du VIH soit proposé lors des CPN. C'est un besoin non couvert et une deuxième opportunité manquée. Etant donné qu'il existe à Lubumbashi des structures sanitaires offrant le service de PTME, nous proposons l'approche *opt out* du dépistage rapide du VIH en salle de travail pour cette catégorie de femmes. Cette stratégie contribuerait à optimiser la couverture opérationnelle du service au moindre coût.

SUMMARY

Background

The majority of children infected with HIV are found in developing countries. To prevent vertical transmission women must first know their HIV status. In the Democratic Republic of Congo, the problem of mother to child transmission is a concern. To fight against vertical transmission, national policy has included the Prevention of HIV Transmission from Mother to Child Transmission (PMTCT) in the package of activities of the Antenatal care. As in other countries, coverage is still insufficient.

Objective

Specifically this study aims to: (1) determine the proportion of women who did not receive HIV testing among women who gave birth in maternity units in Lubumbashi, (2) assess the level of knowledge of staff working in maternity units on the recommendations of PMTCT in Lubumbashi, (3) determine the acceptability of rapid HIV testing in the labor room, (4) develop a strategy to improve the operational coverage of PMTCT in similar contexts to the city of Lubumbashi.

Methods

This is an approach to action research conducted at the health system, care providers and parturients and women gave birth in maternity birth in the maternity Lubumbashi. To get two successive cross-sectional studies and intervention was conducted from April 2010 to the end of February 2011: cross-sectional studies have determined the proportion and determinants of birth with unknown HIV status and to evaluate the Level of Knowledge, Attitudes and Practices (KAP level) providers care delivery room in the PMTCT recommendations. The intervention consisted in the rapid HIV testing in parturient admitted to labor wards.

Results

The analyses of our results showed that among mothers, 52.5% were unaware of their HIV status. Among them, 62.9 % would be tested for HIV to motherhood. The proportion of women with unknown HIV status to HIV was significantly higher in those who had not attended antenatal care (adjusted odds ratio [aOR] = 5.8, Confidence Interval [CI] 95%: 1.7 - 19) and among those with a low education (aOR 1.5, 95% CI: 1.1 to 2.1).

The level of CAP PMTCT providers of maternity was sufficient to Lubumbashi in only 8.5% of cases. The proportion of claimants with a sufficient level CAP was significantly higher among academics than among non-academic (aOR = 8.6, 95 % CI: 1.6 to 47.5) and in maternity wards where PMTCT was integrated (OR = 4.5, 95% CI: 1.3 to 18.4).

Among 474 parturients, 433 (91.4% ; 95 % CI : 88.4 to 93.7%) were voluntary testing for HIV in the labor ward after counseling. HIV prevalence among parturients examined was 4.8%.The acceptability of rapid HIV testing was significantly higher when the duration of counseling was less than or equal to 5 minutes (aOR = 5.8, 95% CI: 2.6 to 13) ,in parturients who reported not doing this testing at the antenatal care (aOR = 3.8, 95% CI: 2 to 7.8) and among those who were in early labor delivery (aOR = 2.3, 95% CI: 1.2 - 4.7).

Conclusion

The proportion of women who give birth without knowing their HIV status is still important, despite the fact that HIV testing be made available when the antenatal care. This is an unmet need and would be a missed opportunity. Since there Lubumbashi health facilities offering PMTCT service, we offer the opt-out approach of rapid HIV testing in the labor ward for such women, to optimize coverage of operational service at the lowest cost.

TABLE DES MATIÈRES

LISTE DES TABLEAUX

LISTE DES FIGURES

ABREVIATIONS

ARV	Anti Rétrovirus
CD4:	Nombre de lymphocytes T-CD4
CPN :	Consultations Prénatales
C.U.L	Cliniques Universitaires de Lubumbashi
FHI	*Family Health International*
GTZ	*Gesellschaft für Technische Zusammenarbeit* (Coopération technique Allemande)
HAART:	*Highly Active Anti retroviral Therapy*
HGR	Hôpital Général de Référence
HLA	*Human Leucocyte Antigen*
MICS	*Multiple Indicators Cluster Survey* ou Enquête par grappes à indicateurs multiples
OMS	Organisation Mondiale de la santé
ONG	Organisation Non Gouvernementale
ONUSIDA	Programme Commun des Nations Unies pour le VIH/SIDA
PEPFAR	*President's Emergency Plan For AIDS Relief*
PNLS	Programme National de Lutte contre le VIH/Sida et les infections sexuellement transmissibles
PNMLS	Programme National Multisectoriel de Lutte contre le VIH/Sida
PNSR	Programme National de la Santé de la Reproduction
PTME	Prévention de la Transmission Mère-Enfant
RDC	République Démocratique du Congo
SIDA	Syndrome d'Immuno-Déficience Acquise
SIV	*Simian Immunodeficiency Virus*
TME	Transmission Mère-Enfant
UNGASS	*United Nations General Assembly Special Session on HIV/AIDS*
UNICEF	Fonds des Nations Unies pour l'Enfance
VIH	Virus d'Immuno Déficience Humaine

AVANT-PROPOS

La santé de la femme, mère et son enfant a toujours constitué un centre d'intérêt particulier dans notre vie professionnelle. Contribuer tant soit peu au bien-être de cette catégorie de la population nous a motivé à orienter notre formation et pratique professionnelle : du médecin généraliste au gynécologue et obstétricien, puis Master en Contrôle des Maladies option Santé de la Reproduction et enfin un doctorat dans le domaine intéressant la mère et son enfant. C'est dans ce cadre que cette thèse est inscrite.

En vue de permettre une bonne compréhension aux lecteurs, notre travail est présenté en quatre chapitres.

Le premier chapitre concerne l'introduction générale. Il porte sur une synthèse des connaissances relatives à la prévention de la Transmission du VIH de la mère à l'enfant (PTME) en trois points. D'abord, la problématique de la PTME dans le monde avec les avancées et le défis à relever sont abordés. Ensuite, le contexte de la République Démocratique du Congo est analysé. Et enfin, nous présentons la question, les hypothèses et les objectifs de la recherche.

Le deuxième chapitre décrit la méthodologie générale. Il aborde la description du contexte de l'étude, le cadre conceptuel de référence, les définitions des concepts ainsi que la description succinctes des différentes études réalisées dans cette investigation.

Le troisième chapitre présente en détails et successivement, les résultats de nos principales études en forme d'articles acceptés dans des revues scientifiques. Par conséquent chaque étude est conçue pour pouvoir être lu de façon indépendante. Cela amène à des répétitions plus particulièrement lorsqu'il s'agit des paragraphes d'introduction car, toutes ces études ont été réalisées à Lubumbashi.

Le quatrième chapitre et le dernier, concerne la discussion générale et la conclusion. Dans cette partie, une synthèse est faite pour la cohérence de l''ensemble de la recherche. Cette discussion reprend la question de recherche, le cadre conceptuel, les limites et intérêt des études réalisées et l'analyse des principaux résultats. De cette analyse, nous avons dégagé une stratégie pouvant contribuer à atteindre une couverture opérationnelle optimale de la PTME. La conclusion et les recommandations mettent un terme à ce travail.

CHAPITRE 1. INTRODUCTION GÉNÉRALE

Dans le présent chapitre, trois points seront abordés. La problématique de la prévention de la transmission du VIH de la mère à l'enfant dans le monde avec les avancées et le défis à relever. En deuxième lieu, le contexte de la République Démocratique du Congo sera analysé. Et troisièmement, la question, les hypothèses et les objectifs de la recherche seront présentés.

1.1. Problématique de la prévention de la transmission du VIH de la mère à l'enfant

1.1.1. Pertinence épidémiologique

Malgré des efforts sans précédent au niveau mondial de mobilisation contre l'épidémie du VIH/Sida, la prévention de nouvelles infections reste largement insuffisante [1,2].

A la fin de l'année 2010, le nombre de personnes vivant avec le VIH dans le monde a été estimé à 34 millions. L'OMS a estimé à 2,7 [2,4-2,9] millions le nombre de nouvelles infections à VIH en 2010, dont 390 000 enfants [3].

À l'échelle mondiale, les femmes représentent 50 % des personnes vivant avec le VIH [4,5]. Mais en Afrique subsaharienne, les femmes représentent 59 % des personnes infectées par le VIH [5]. Chaque année, environ 1,4 millions de femmes vivant avec le VIH dans les pays à revenu faible et intermédiaire deviennent enceintes [4].

L'OMS estime que 3,4 millions d'enfants de moins de 15 ans sont infectés par le VIH dans le monde [5]. Environ 90 % de ces infections d'enfants se retrouvent en Afrique subsaharienne. Dans 95 % des cas, ces enfants ont été infectés de façon verticale par leur mère [1, 2, 6].

Le VIH est désormais pour les femmes en âge de procréer la principale cause de mortalité à l'échelle mondiale.Les taux de mortalité maternelle associés au VIH augmentent et dépassent toutes les autres causes de cette mortalité [4]. En Afrique du Sud, malgré les initiatives de prévention et de traitement, le VIH reste responsable d'environ 40 % des décès des femmes enceintes et des enfants [7]. Sans traitement antirétroviral (ARV), 15-30 % des nourrissons infectés verticalement meurent dans la première année de leur vie [8].

1.1.2. Description de l'agent causal : le Virus d'Immuno- déficience Humaine

Les virus de l'Immunodéficience Humaine (VIH-1 et VIH-2) appartiennent à la famille des rétrovirus [9]. Ces derniers sont très largement répandus parmi les diverses espèces animales et sont définis par leur mode de réplication. Leur génome est constitué de deux copies d'ARN simple brin de polarité positive, de haut poids moléculaire (environ 10 kilo bases), qui est en effet transcrit en ADN bicaténaire grâce à une enzyme contenue dans le virion et caractéristique de cette famille : la Transcriptase Inverse (ou RT, du terme anglo-saxon *Reverse Transcriptase*) [9].

Les rétrovirus se présentent sous forme de particules sphériques d'un diamètre de 80 à 100 nm (figure. 1). Ces particules sont constituées d'une enveloppe interne d'origine cellulaire dans laquelle sont insérées les glycoprotéines d'enveloppe du virus. Cette enveloppe, tapissée à l'intérieur de la particule virale par une matrice, entoure la capside virale centrale ou excentrée qui contient le génome viral, le nucléoside et les enzymes nécessaires à la réplication du virus [9].

Les VIH proviennent de multiples transmissions de lentivirus du singe à l'homme. Au moins quatre franchissements de la barrière d'espèce des Simian Immunodeficiency Virus (SIV) des chimpanzés et gorilles d'Afrique équatoriale et de l'Ouest sont à l'origine du VIH-1, et au moins huit transmissions indépendantes des SIV des Mangabeys enfumés d'Afrique de l'Ouest sont à l'origine du VIH-2 [10]. Le premier passage à l'espèce humaine aurait eu lieu en République Démocratique du Congo (RDC) [10].

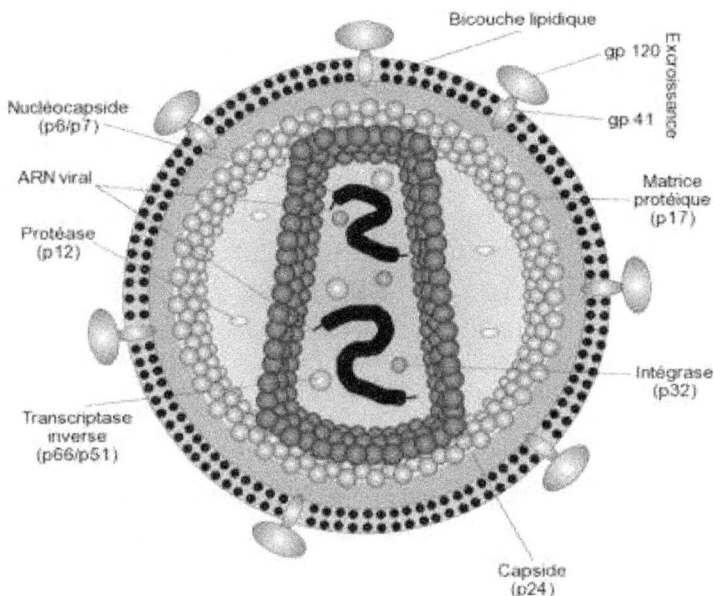

Figure 1 . Représentation schématique du virus VIH-1 (Techno-science.net)

1.1.3. Risques de transmission du VIH de la Mère à l'Enfant

En l'absence des ARV, une revue de 13 études de cohorte a estimé que le risque de Transmission de la Mère à l'Enfant (TME) du VIH est de 15-20 % en Europe, 15-30 % aux Etats-Unis et 25-35 % en Afrique [8]. D'une manière générale le risque est plus élevé dans les pays en développement où l'allaitement maternel est le plus pratiqué [8,9,11–13].

1.1.4. Moments de la transmission du VIH de la Mère à l'Enfant

La transmission verticale du VIH peut se dérouler *in utero*, en *péri-partum* ou en *post partum* tardif [6, 12,13]. Au cours d'une grossesse, certaines études [8,14] estiment que le risque de TME est très élevé (80 %) à partir de 36 semaines et l'accouchement (*péri-partum*). En *post partum* tardif, l'allaitement maternel prolongé apporte un risque additionnel d'environ 39 - 40 % [8,14].

25

Ces observations présentent trois conséquences pratiques : d'abord, le diagnostic prénatal de l'infection à VIH chez le fœtus est très difficile. Ensuite, la fin de la grossesse est la période cruciale pour la Prévention de la Transmission Mère-Enfant (PTME), qu'il s'agisse de la prise en charge obstétricale ou de l'utilisation des ARV. Enfin, le traitement préventif doit être poursuivi chez le nouveau-né, qui est exposé au moment de la naissance, dans un objectif de prophylaxie pré/post exposition [9] et pendant l'allaitement maternel [12].

1.1.5. Mécanismes de la transmission du VIH de la Mère à l'Enfant

On ne connait pas avec précision les mécanismes de TME du VIH. Même si l'exposition du fœtus au VIH est assez fréquente, elle n'entraine pas toujours une contamination [9]. Cette transmission se fait par trois voies, à savoir : ascendante, transplacentaire et orale [9].

1.1.5.1. Transmission du VIH par voie ascendante

La transmission peut avoir lieu à travers les muqueuses du fœtus et du nouveau-né lors d'une exposition par voie ascendante ou lors de son passage dans la filière génitale. La présence de virus dans ce compartiment est variable selon les patientes. Elle est considérablement réduite sous traitement antirétroviral [9].

1.1.5.2. Transmission du VIH par voie transplacentaire

Le placenta constitue une barrière active contre le passage du virus. La transmission transplacentaire peut se faire selon divers mécanismes : l'infection du trophoblaste (exceptionnelle), le passage des cellules infectées ou des particules virales à travers la barrière trophoblastique et surtout la micro transfusion lors de l'accouchement [11,15,16]. En outre, les lésions placentaires favorisent le passage du virus par voie hématogène [9,11].

1.1.5.3. Transmission du VIH par voie orale

C'est un mode de transmission post-natale par l'allaitement maternel à partir d'une mère infectée par le VIH [9,17]. Le risque de cette transmission augmente avec l'évolution de la maladie chez la mère, la durée et les modalités de l'allaitement (artificiel ou naturel) [1].

1.1.6. Facteurs de risque de la TME du VIH

Tableau 1 . Facteurs qui augmentent le risque de transmission verticale du VIH d'après Mandelbrot (9)

Facteurs maternels	Charge virale plasmatique élevée
	Déficit immunitaire (lymphocytes CD4 $\leq$ 350/mm3)
	Symptômes cliniques du SIDA
Facteurs viraux	Virus VIH -1 versus VIH-2
Facteurs fœtaux	Génétiques (HLA, CCR-5)
	Sexe féminin
	Hypotrophie
Facteurs placentaires	Chorioamniotite bactérienne, paludisme
Facteurs obstétricaux	Rupture prématuré des membranes
	Accouchement prématuré
	Infection génitale,
	Maladie Sexuellement Transmissible
	Gestes invasifs
	Voie basse (versus césarienne programmée)
Allaitement maternel	Etat maternel (SIDA, charge virale plasmatique augmentée, le taux de CD4 diminué)
	Charge virale élevée dans le lait
	Mastite

1.1.7. Stratégies de réduction de la transmission verticale du VIH

L'Organisation Mondiale de la Santé (OMS) recommande une approche dite globale vis-à-vis de la PTME [4,18–20]. Cette approche comporte quatre composantes à savoir:

1. la prévention primaire de l'infection à VIH chez les femmes en âge de procréer ;
2. la prévention des grossesses non désirées chez les femmes vivant avec le VIH ;
3. la prévention de la transmission du VIH des mères vivant avec le VIH
à leurs enfants ;
4. la fourniture de traitements, de soins et d'un soutien appropriés aux femmes vivant avec le VIH, à leurs enfants ainsi qu'à leur famille.

L'ensemble des quatre composantes doivent être mises en œuvre afin d'optimiser l'efficacité des programmes et d'atteindre l'objectif global d'améliorer la santé maternelle et infantile (SMI) dans le contexte du VIH [21,22].

Pour chaque composante, la PTME met en œuvre les concepts de prévention et de traitement combinés en tant que mesure de prévention, aussi bien pour les mères que pour les enfants. Elle met également l'accent sur la santé et le bien-être des familles. En outre, la PTME inclut une approche intégrée en matière de santé reproductive, avec notamment l'amélioration des soins prénatals, lors de l'accouchement et en période postnatale [4]. La figure 2 ci-dessous illustre cette intégration.

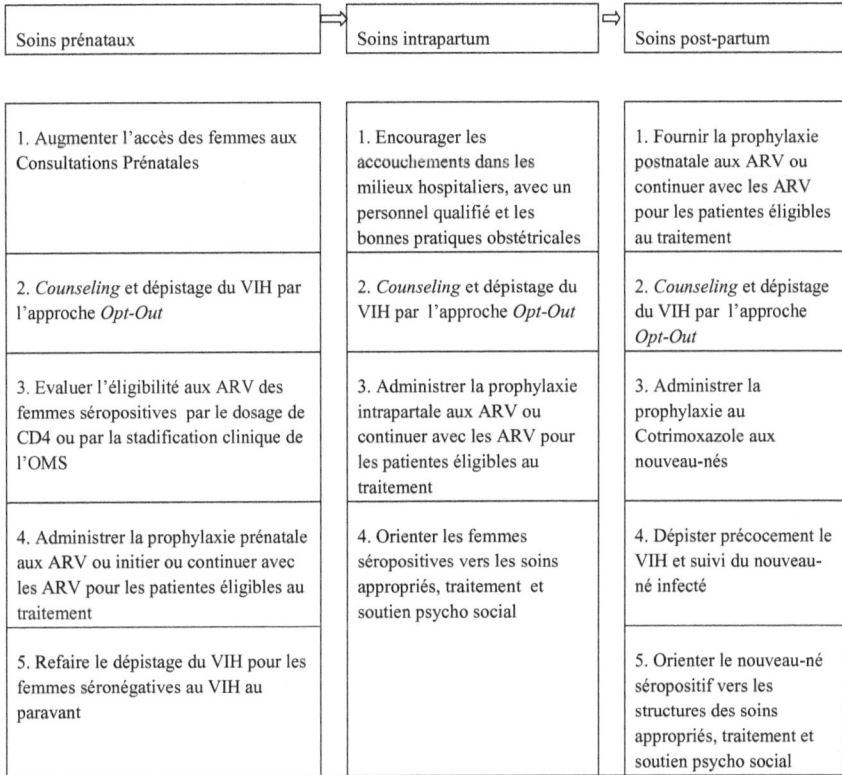

Soins prénataux	⇒	Soins intrapartum	⇒	Soins post-partum
1. Augmenter l'accès des femmes aux Consultations Prénatales		1. Encourager les accouchements dans les milieux hospitaliers, avec un personnel qualifié et les bonnes pratiques obstétricales		1. Fournir la prophylaxie postnatale aux ARV ou continuer avec les ARV pour les patientes éligibles au traitement
2. *Counseling* et dépistage du VIH par l'approche *Opt-Out*		2. *Counseling* et dépistage du VIH par l'approche *Opt-Out*		2. *Counseling* et dépistage du VIH par l'approche *Opt-Out*
3. Evaluer l'éligibilité aux ARV des femmes séropositives par le dosage de CD4 ou par la stadification clinique de l'OMS		3. Administrer la prophylaxie intrapartale aux ARV ou continuer avec les ARV pour les patientes éligibles au traitement		3. Administrer la prophylaxie au Cotrimoxazole aux nouveau-nés
4. Administrer la prophylaxie prénatale aux ARV ou initier ou continuer avec les ARV pour les patientes éligibles au traitement		4. Orienter les femmes séropositives vers les soins appropriés, traitement et soutien psycho social		4. Dépister précocement le VIH et suivi du nouveau-né infecté
5. Refaire le dépistage du VIH pour les femmes séronégatives au VIH au paravant				5. Orienter le nouveau-né séropositif vers les structures des soins appropriés, traitement et soutien psycho social

Stratégies transversales

L'alimentation du nourrisson, le conseil et le soutien

La Planification Familiale (PF) et la Santé Reproductive (SR)

Défis additionnels

Améliorer le suivi du couple mère-enfant

Contrainte des ressources humaines

Intégrer la PTME dans la santé materno-infantile

Renforcer la participation de la communauté et l'implication du conjoint (partenaire)

Figure 2. Intégration de la PTME dans le service de la santé maternelle et infantile d'après Greeson (23)

Dans le présent travail, seule la troisième composante portant sur la prévention de la transmission du VIH des mères à leurs enfants sera développée.

Le risque de transmission de la mère à l'enfant peut être réduit grâce au dépistage sérologique du VIH associé à l'administration des antirétroviraux au couple mère-enfant, à l'allaitement artificiel de substitution, au recours à la césarienne (lorsque la charge virale est élevée) et aux bonnes pratiques obstétricales en salle d'accouchement [8,12,24,25]. Ces interventions ont réduit la transmission verticale du VIH/SIDA dans les pays industrialisés à moins de 2 % [6,9,25,26]. Tel n'est pas le cas dans les pays en développement et notamment ceux d'Afrique subsaharienne [1, 3,27,28].

1.1.7.1. Dépistage du VIH chez les femmes enceintes

La première étape pour prévenir la transmission mère-enfant du VIH est de fournir un service de conseil et de dépistage aux femmes enceintes. Pourtant, en 2009, en Afrique subsaharienne seulement 35 % des femmes enceintes ont été testées pour le VIH et 21 % en Afrique centrale et occidentale [3].

Dans de nombreux endroits, le dépistage et conseil prénatal sont des services fournis en compléments d'autres services. La demande du test du dépistage du VIH vient de la femme enceinte. C'est la stratégie dite « *opt-in* » [29,30]. Le dépistage est proposé après un conseil pré-test VIH. Les femmes doivent fournir leur consentement éclairé. Celles qui acceptent sont testées le jour même mais doivent revenir quelques jours à deux semaines plus tard pour les résultats et une séance de conseil post-test. Dans ce contexte, une grande proportion de femmes enceintes refusent le test ou ne reviennent pas chercher leurs résultats [1].

Afin d'augmenter la proportion de personnes testées pour le VIH, d'autres stratégies de dépistage du VIH ont été mise au point au cours des dix dernières années [1]. Nous citons : les stratégies de dépistage suivantes : *opt-out*, test rapide et dépistage en couple.

Les services de conseil VIH ont été simplifiés. Comme décrit ci-haut, la phase pré-test est largement réduite, le prélèvement sanguin pour le dépistage devient systématique sauf si le patient s'y oppose et c'est lors de l'annonce du résultat (post-test) que le conseil est développé [1].Autrement dit c'est un dépistage à l'initiative du prestataire [23] C'est l'approche dite «*opt-out*» [1, 29,30]. Au Ghana, une étude a évalué l'acceptabilité et l'efficacité de cette approche du dépistage du VIH chez les femmes enceintes aux consultations prénatales. Elle a montré que 91 % des femmes ont approuvé cette approche parmi lesquelles 62 % ont accepté le dépistage du VIH en 2008 contre 12 % en 2007 (en approche *opt-in*) [31]. Au Kenya, 97 % des femmes enceintes ont accepté le dépistage du VIH dans cette approche [29].

Pour augmenter le taux de retour des patientes pour récupérer les résultats de leurs tests VIH, le dépistage rapide du VIH a été encouragé depuis le début des années 2000. Les tests VIH rapides réalisés en quelques minutes permettent de fournir à la patiente les résultats le jour même. Cette stratégie de dépistage est tout à fait adaptée aux spécificités des pays à ressources limitées, car elle ne requiert que du matériel de laboratoire de base [32]. L'acceptabilité du dépistage rapide du VIH parmi les femmes enceintes varie de 83 % à 97 % [33].

En outre, les recherches ont montré depuis de nombreuses années que les obstacles à l'acceptabilité des services de conseil prénatal du VIH et les tests ne sont pas seulement systémiques, mais aussi liés au contexte économique et social dans lesquels les femmes enceintes vivent [1,28,31]. Ainsi, plusieurs études ont exploré les avantages d'offrir conseil et test VIH pour les couples [1]. Une grande proportion des patientes refuse le dépistage par crainte des réactions de leurs partenaires. Le conseil tourné vers le couple est de nature à réduire cette peur .La connaissance mutuelle de leur statut VIH contribue à faciliter la prévention du VIH dans le couple. Les couples séro-discordants peuvent bénéficier d'une aide spécifique et adéquate à leur statut. Et il a été démontré que la divulgation des résultats de tests VIH dans le couple a rarement des conséquences négatives [34,35].

Mais, peu d'études ont fait l'objet du dépistage du VIH en salle de travail au moment de l'accouchement. Les avis sont partagés sur ce point. Pour les uns, les femmes ne sont pas pleinement réceptives au conseil VIH ni susceptibles de donner un consentement éclairé pour le dépistage du VIH pendant l'accouchement [36]. Pour d'autres, au regard du bénéfice, il n'y aurait pas d'obstacle à ce niveau [37]. Car, le travail et l'accouchement sont les premières opportunités d'offrir ce test de dépistage à certaines catégories des femmes. Cette stratégie permettrait d'augmenter la couverture opérationnelle du service de la PTME. Cependant elle n'est pas encore d'application dans beaucoup de pays africains.

1.1.7.2. Défi de la prévention de la transmission postnatale

Le défi de la prévention du VIH lors de l'allaitement maternel demeure important. En l'absence de toute intervention postnatale ciblée, la transmission par l'allaitement d'une femme VIH positif est responsable de 9 infections à VIH pour 100 naissances vivantes et représente 39-40 % des infections pédiatriques à VIH [1,8,11].

Trois facteurs principaux semblent influencer le risque de transmission du VIH par l'allaitement. Premièrement, la santé maternelle : le risque de transmission postnatale du VIH est 3 à 10 fois plus élevé chez les femmes qui sont gravement malades (taux de CD4 < 200 cellules/ml), que chez les autres femmes [1]. Deuxièmement, la durée de l'allaitement maternel augmente le risque de la transmission postnatale du VIH [8, 38,39]. Le sevrage à 6 mois pourrait prévenir 85 % d'infections post-natales tardives [38]. Et enfin, la pratique de l'allaitement maternel exclusif pendant les 6 premiers mois de vie est associée à un moindre risque de transmission post-natale du VIH que l'allaitement mixte [8,38–40]. Dans cette logique, l'allaitement artificiel et le sevrage précoce de l'allaitement (avant six mois de vie) peuvent réduire, voire éliminer, le risque de transmission post-natale du VIH [1,8,41].

Cependant, dans de nombreux milieux pauvres, les ressources ne sont pas disponibles pour s'assurer que la substitution du lait maternel est possible [6, 8,42]. Les risques sanitaires et le rejet social liés à l'alimentation de substitution restent un problème pour de nombreuses femmes [1,41]. Dans un tel contexte, des interventions alternatives pour garantir un allaitement plus sûr, basées sur des traitements ARV s'avèrent indispensables pour la survie des enfants nés des mères infectées par le VIH. La thérapie antirétrovirale maternelle permet de réduire rapidement et en permanence la charge virale dans le plasma et le lait maternel [6,8,13,14]. Elle permet donc, de réduire le risque de transmission du VIH pendant l'allaitement. Les résultats préliminaires d'une étude en cours ont montré que le risque de transmission post-natale du VIH a été réduit de 40 % chez les nourrissons dont les mères ont reçu un traitement antirétroviral de la fin de la grossesse jusqu'à six mois d'allaitement, comparativement à d'autres qui ont reçu un cycle court de médicaments arrêtés au moment de l'accouchement [44]. D'autres études récentes réalisées au Botswana et au Kenya ont montré que des ARV administrés pendant l'allaitement entrainaient une réduction du risque de transmission à 1,1 % et 4,2 % respectivement à 1 et 6 mois [6]. Même si à court et moyen termes, les effets indésirables potentiels et les toxicités de l'exposition à la thérapie antirétrovirale existent pour les nourrissons, ceux-ci semblent être compensés par les avantages en termes de prévention de la transmission du VIH [1].

1.1.7.3. Place des antirétroviraux dans la PTME

Les ARV efficaces permettent d'agir à plusieurs niveaux :

- Réduire la charge virale maternelle plasmatique et génitale [8,9] en fin de grossesse, pendant le travail et l'accouchement ou la césarienne programmée [45].

- Réaliser une prophylaxie pré et post-expositionnelle chez le fœtus par passage transplacentaire des antirétroviraux pris par la mère et ; chez le nouveau né par l'administration directe pendant l'allaitement maternel [46].

1.1.7.4. Prise en charge obstétricale

Les bonnes pratiques obstétricales visant à réduire le contact fœtal avec le sang maternel et les sécrétions cervico-vaginales réduisent le risque de la TME en salle d'accouchements [9]. Elles s'appliquent à toute femme infectée par le VIH ou avec un statut sérologique VIH inconnu.

L'indication de la césarienne élective doit tenir compte du bénéfice escompté au vu des éléments pronostiques et du risque post opératoires [8, 9,47].

Les actes à éviter sont : l'amniocentèse, la rupture prolongée des membranes, le travail prolongé, l'usage de procédures invasives comme les ventouses ou forceps, la transfusion sanguine non testée et l'épisiotomie systématique [9,46].

1.1.8. Principaux obstacles à la PTME

Les principaux obstacles à la prévention mère-enfant du VIH sont liés à l'accès limité au conseil prénatal et dépistage du VIH, aux régimes efficaces des ARV et à la complexité de définir des recommandations appropriées pour prévenir la transmission du VIH par le lait maternel [1,28,48].

La mise en œuvre de toutes ces interventions nécessite une intégration suffisante au sein des services de santé maternelle et reproductive. Une telle intégration reste insuffisante dans la plupart des pays africains, surtout en salle d'accouchement dans un continuum avec la prise en charge postnatale.

1.2. Contexte de la République Démocratique du Congo

1.2.1. Au niveau national

1.2.1.1. Situation géographique

La République Démocratique du Congo (RDC) est située en Afrique centrale, avec une superficie de 2 345 409 km² [49]. Elle partage ses frontières avec neuf pays dont cinq des grands lacs (Ouganda, Rwanda, Burundi, Tanzanie, Zambie) et quatre autres pays dont le Soudan, la République Centrafricaine, le Congo et l'Angola [49]. La RDC est organisée de manière décentralisée selon une structure administrative et politique basée sur 11 provinces dont le Katanga où se trouve la ville de Lubumbashi, cadre de notre étude [49,50].

1.2.1.2. Situation démographique

La population de la RDC est estimée à environ 69 millions d'habitants dont 70 % vivent en milieu rural. La croissance démographique avoisine 3 % l'an [49,51]. L'indice synthétique de fécondité est de 6,3 enfants [52]. L'espérance de vie à la naissance est estimée à 45 ans. La mortalité chez les enfants de moins de 5 ans est de 148 pour mille. Le taux de mortalité maternelle est de 549 décès maternels pour 100 000 naissances vivantes [52].

1.2.1.3. Situation socio-économique

La RDC connaît un des plus faibles niveaux de développement humain dans le monde et en Afrique. Cela se manifeste par les mauvaises conditions de vie de sa population, les inégalités entre les deux sexes et les exclusions sociales. Une pauvreté de masses et de grandes disparités de niveau de revenu existent entre milieu urbain et milieu rural. L'Indice de Développement Humain (IDH) en RDC était en 2003 de 0,45, chiffre en dessous de la moyenne pour l'Afrique subsaharienne (0,47). D'après les statistiques de l'OMS (2009), 59,2 % de sa population vivent avec moins d'un dollars par jour alors que selon la Banque Mondiale, ce chiffre est de 70 % [50]. La couverture médicale est d'un médecin pour 17.000 habitants.

1.2.1.4. Système sanitaire

Le système de santé congolais comprend trois niveaux hiérarchisés ayant chacun son rôle spécifique [50]. Le niveau opérationnel est la zone de santé (district sanitaire), unité de base de planification sanitaire. A ce niveau, la RDC a opté pour un système sanitaire à deux échelons. Le premier échelon est le centre de santé qui a pour mission d'offrir à la population un paquet minimum d'activités de prestation de soins de santé primaire, avec la participation communautaire. Le deuxième échelon est constitué de l'Hôpital Général de Référence (HGR) qui offre un paquet complémentaire d'activités. Les deux échelons de soins sont reliés entre eux par un système de référence et contre référence.

Le niveau intermédiaire est l'inspection provinciale de la santé et ses bureaux qui ont pour rôle un appui technique aux zones de santé avec des fonctions de coordination, de formation et de suivi. Le district de santé sert, dans des provinces vastes, de relais entre la division/Inspection provinciale et la zone de santé.

Le niveau central comprend le cabinet du ministre, le Secrétariat Général de la Santé, les directions centrales et les programmes spécialisés dont les Programme National de Lutte contre le SIDA et les maladies sexuellement transmissibles (PNLS) et le Programme National de la Santé de la Reproduction (PNSR). Ces structures jouent un rôle normatif, de coordination et d'orientation stratégique.

1.2.1.5. Réponse nationale en matière de PTME insuffisante

L'énoncé de la politique nationale en matière de TME est la suivante : « la prévention de la transmission verticale du VIH pendant la grossesse, pendant l'accouchement et l'allaitement devra être intégrée dans les stratégies des programmes de lutte contre le SIDA et la santé de la reproduction » (16). Cette politique vise donc à intégrer la PTME dans le paquet minimum d'activités de la CPN.

1.2.1.5.1. Conseil et dépistage du VIH aux CPN

L'intégration du conseil et dépistage volontaire à la CPN comprend les étapes suivantes :

Sensibilisation des femmes enceintes fréquentant la CPN

A ce niveau, les messages sont destinés à des femmes dont le statut sérologique VIH est inconnu. Ces messages véhiculent les avantages du dépistage du VIH et l'occasion qui leur est offerte de se faire dépister.

Counseling pré-test

La femme enceinte qui se présente pour la première fois doit bénéficier des informations ,du conseil sur le VIH et la transmission de la mère à l'enfant du VIH (TME) avant de requérir son consentement individuel pour le test.

Test du dépistage du VIH

C'est le prélèvement du spécimen pour le test de dépistage du VIH selon l'algorithme national de la stratégie III de OMS. Il s'agit du diagnostic dans une population asymptomatique où la prévalence est < 10% (ce qui est le cas chez les femmes enceintes en RDC). Celui-ci consiste en 3 tests rapides faits par une infirmière de la CPN ou un technicien de laboratoire [53]. Il s'agit de :

-A1 : Determine VIH (très sensible, test à utiliser en première intention)

-A2 : Unigold (test spécifique, à utiliser comme deuxième test au cas où la parturiente serait dépistée séropositive VIH avec le *Determine*)

-A3 : Double check ou Oraquick (test plus spécifique, à utiliser comme troisième test au cas où la parturiente est séropositive aux deux précédents).

La séropositivité n'est retenue que lorsque les résultats de ces trois tests successifs sont positifs. Si au moins un des trois tests est différent des autres le résultat est indéterminé et le contrôle se fait entre 14 jours et 3 mois.

Dans les grands laboratoires du pays, les tests ELISA *(Enzyme linked Immuno Sorbent Assay)* sont utilisés [54].

Counseling **post-test**

C'est l'annonce des résultats. Ceci peut se faire le même jour, endéans une semaine ou à la prochaine CPN. Il permet à la patiente de prendre une décision et de faire face à ses émotions une fois connu le résultat des tests.

1.2.1.5.2. Protocole national

En RDC, les interventions de PTME ont démarré en 1999 par l'administration de la Névirapine (NVP) aux épouses séropositives au VIH des agents de la société BRALIMA /Heineken. Suite à la création du Programme National de Lutte contre le Sida en 2001, la PTME a été retenue comme stratégie nationale avec un protocole comprenant la NVP en dose unique. L'extension des services de PTME est partie en 2001 de Kinshasa pour atteindre la province du Bas Congo et du Sud Kivu puis toutes les autres. Le protocole national était basé sur l'administration de la NVP en comprimé de 200 mg en dose unique chez la femme enceinte au début du travail d'accouchement et en sirop en raison de 2 mg /Kg chez le nouveau- né dans les 72 heures après l'accouchement.

En 2007, la révision des directives nationales de PTME prend en compte l'approche dite globale avec les 4 piliers et les régimes plus complexes et efficaces d'ARV. Suite aux dernières recommandations de l'OMS, en 2009, la RDC a retenu comme nouveau protocole l'option A comprenant la Zidovudine (ZDV) à partir de la 14e semaine de grossesse, l' association comprenant la ZDV, la Lamivudine (3TC) et la NVP au cours du travail et l'autre association faite de la ZDV et 3 TC pendant 7 jours après l'accouchement. Le traitement ARV est recommandé pour les femmes ayant besoin de traitement pour leur propre santé. La prophylaxie de l'enfant est constituée de NVP pendant 6 semaines lorsque la mère est sous traitement ARV et sur toute la période d'allaitement (12 mois au maximum) et pendant 7 jours après si la mère est sous prophylaxie. Toutefois cette politique n'est pas d'application effective partout dans le pays.

1.2.1.6. Prévalence du VIH

Du fait de sa large population et de la prévalence relativement élevée de l'infection à VIH, la RDC est parmi les 22 pays qui aggravent davantage le fardeau mondial de l'infection à VIH [4]. L'épidémie à VIH de la RDC est de type généralisé [3]. La prévalence nationale du VIH chez les femmes enceintes varie entre 3,7 et 4,3 % [55,56] . En 2010, dans une étude de 22 sites pour le suivi de la tendance de la prévalence à Kinshasa, elle a varié entre 1,77 à 2,04 % [51]. A Lubumbashi chez les femmes enceintes du site sentinelle de la séro-surveillance, elle est de 4,6 % (IC 95% : 2,9-7,1 %) [56]. Il existe donc des grandes disparités de prévalence entre les villes de la RDC. Parmi les 2 576 800 grossesses attendues en 2010, 82 557 femmes enceintes séropositives ont besoin de services de PTME. La prévalence du VIH chez les enfants de moins de 15 ans est estimée à 0,3 %. Environ 575375 enfants de moins de 15 ans sont infectés par le VIH. Parmi ces enfants 40 225 ont besoin de traitement ARV [57].

1.2.1.7. Indicateurs de la santé reproductive

Seulement 19 % des femmes enceintes font la première CPN au cours du 1er trimestre de la grossesse comme le recommandent les directives nationales. Selon le *Multiple Indicators Cluster Survey* (MICS) de 2010[49], 87 % des femmes enceintes ont suivi les CPN au cours de la grossesse et 44 % les ont suivies au moins 4 fois.

Environ 75 % des accouchements ont eu lieu dans une formation sanitaire et 74 % ont été assistés par un personnel qualifié [49]. Parmi ceux-ci, 49 % ont lieu dans les structures de santé appartenant au secteur public contre 26 % des structures de santé du secteur privé.

En 2010, environ 17,7 % des femmes en âge de procréer ont utilisé une méthode contraceptive [49].

1.2.1.8. Indicateurs de la PTME

1.2.1.8.1. Niveau de connaissance de la TME par les femmes de 15-49 ans

Environ 73 % des femmes de 15-49 ans savent que le VIH peut être transmis de la mère à l'enfant. Mais des disparités existent entre le milieu urbain (84 %) et le milieu rural (68 %). Les trois modes de transmission du VIH/SIDA de la mère à l'enfant sont connus par 37 % des femmes [49].

Presque 39 % des femmes de 15-49 ans connaissent un endroit où se faire tester pour le VIH. La proportion de celles qui connaissent un endroit est de 62 % en milieu urbain et de 28 % en milieu rural [49].

1.2.1.8.2. Couverture de l'offre insuffisante

Selon le rapport annuel 2010 du PNLS, les services de PTME sont prestés dans l'ensemble des 11 provinces de la RDC. Elles couvrent 290 des 515 zones de santé. Sur les 7466 structures de santé avec CPN, 851 offrent la PTME, soit une couverture de 11,4 % [57].

Seulement 40,4 % des structures de santé ayant intégré les services de PTME étaient fonctionnels en 2010. Environ 3 % des structures offrant la CPN n'ont pas connu de rupture de stock en test de dépistage de plus de 5 jours durant les 3 derniers mois [57]. Seulement 25 % des établissements de santé devant prendre en charge le traitement des femmes enceintes vivant avec le VIH (selon les normes nationales) n'ont pas eu de rupture de stock d'ARV de plus de 5 jours au cours des 3 derniers mois[57]. Cette faible disponibilité des intrants nécessaires pour les services de PTME est due à une faible disponibilité des services de PTME et aussi à une mauvaise gestion des intrants disponibles. En effet, on note une insuffisance de coordination de toute la chaine d'approvisionnement et de distribution caractérisée par une absence de quantification, de plan d'approvisionnement, de distribution nationale. A cela, il faut ajouter une absence d'harmonisation des outils de gestion des stocks qui ne sont pas disponibles par endroit et sont mal remplis [57].

Seulement 14,5 % des sites PTME offrent aussi des services de planification familiale. Cela s'explique par l'insuffisance de collaboration entre le Programme National de Lutte contre VIH SIDA (PNLS) et le Programme National en Santé de la Reproduction (PNSR) [57].

1.2.1.8.3. Faible utilisation de service

Sur l'ensemble du pays, 9 à 16 % des femmes enceintes ont bénéficié du dépistage du VIH lors de la CPN en 2009 [3,49]. Presque 4 % des femmes enceintes séropositives ont reçu les ARV pour réduire la transmission mère-enfant en 2009 [3].

D'une manière générale les services de CPN/PTME ne sont pas utilisés de façon continue. Seulement 7,8 % du nombre total de femmes enceintes séropositives estimées sont dépistées au cours de la grossesse, accouchement ou en post partum [57].

Quelle que soit la cause, ces constats montrent des disfonctionnements relatifs à l'organisation des services ne permettant pas de capter le maximum de femmes enceintes. Cela s'explique par une absence de mécanisme de suivi des femmes enceintes séropositives qui se manifeste par un nombre important de perdues de vue. Ces femmes reçoivent essentiellement les anciens protocoles de prophylaxie car les prestataires de santé ont été insuffisamment formés à l'utilisation du nouveau protocole et les ARV recommandés dans le nouveau protocole sont insuffisamment disponibles [57].

Concernant les enfants nés des mères séropositives, seul 1,1 % bénéficient des tests virologiques dans les 2 mois suivant leur naissance [57]. Cela est du à l'insuffisance de disponibilité des services de test virologique dans les établissements de santé, l'absence de mise en œuvre d'une stratégie claire pour capter les enfants exposés aux différents points de service et l'absence de lien entre les points de prestation de services de vaccination, pesée et PTME dans un même établissement ou différents établissements sanitaires.

1.2.1.8.4. Coordination, financement et ressources humaines de la PTME

La division PTME au sein du PNLS, assure la coordination des interventions de PTME. Au sein du PNSR, la division maternité à moindre risque s'occupe des aspects VIH en relation avec la SR. Il y a une collaboration entre les deux programmes. Mais, il n'existe pas un cadre de concertation et de collaboration formel entre le PNLS, le PNSR et les autres programmes ou directions. Donc il n'y a pas d'outil conjoint d'évaluation des besoins en médicaments et en formation , ni de plan conjoint, ni de matériel de formation intégré pour les aspects communs [57].

Les partenaires impliqués dans le financement de la PTME sont le gouvernement, le Fonds Mondial, le PEPFAR, la Fondation Clinton, l'UNICEF, l'OMS, l'ONUSIDA et l'UNFPA. On note une insuffisance de financement du gouvernement pour les interventions qui se résume essentiellement aux salaires et à la disponibilité des locaux et par conséquent une dépendance aux financements extérieurs qui demeurent insuffisants au regard des besoins [57].

Moins de 1 % des structures offrant des services de consultation prénatale possède du personnel bien formé selon les normes du PNLS. On note l'absence de plan de formation continue national et décentralisé des ressources humaines en PTME/VIH et la forte mobilité des prestataires de santé formés en PTME [57] .

1.2.2. Au niveau de la ville de Lubumbashi

La ville de Lubumbashi est située au Sud-Est de la province du Katanga dont elle est le chef-lieu. La prévalence du VIH chez les femmes enceintes y est de 4,6 % [56]. Lubumbashi est classée parmi les villes à haute prévalence du VIH du pays. Elle entretient un trafic externe important avec les pays de l'Afrique australe où les prévalences du VIH chez les femmes enceintes sont très élevées tels que la Zambie avec 13,5 % [58], le Zimbabwe avec 14,2 % [59] et l'Afrique du Sud avec 39 % [60].

Les activités de PTME ont vu le jour vers la fin de l'année 2004 [19]. Ces activités sont réalisées avec l'appui de certaines organisations (GTZ, CTB, Vision mondiale, FHI, Femme-SIDA, Caritas-AMKA, UNICEF) au sein des structures sanitaires existantes, surtout publiques. En 2011, la ville comptait 25 sites de PTME sur 251 structures sanitaires où les femmes accouchent, soit une couverture de 9,9 % [61,62].

1.3. Question de recherche, hypothèses et objectifs du travail

I.3.1.Question de recherche

Il se dégage de ce qui précède qu'il y a une inadéquation entre l'offre du service de PTME et son utilisation par les femmes enceintes en RDC et à Lubumbashi particulièrement. L'offre de service est insuffisante en quantité et de mauvaise qualité. Par conséquent, la couverture opérationnelle est faible à Lubumbashi.

En 2007 [63], Nous avons fait une analyse opérationnelle des activités du service de PTME d'un hôpital général de référence du district sanitaire de Lubumbashi pour apprécier l'acceptabilité du dépistage volontaire du VIH/SIDA et son efficacité. Cette analyse avait montré que parmi les femmes enceintes qui sont venues à la CPN, l'acceptabilité globale (le produit de l'acceptation du pré-test, test et post- test) du dépistage du VIH était de 33,8 % seulement. Sur l'ensemble des femmes enceintes VIH positives dépistées, 22,4 % des couples mère-enfants avaient reçu correctement le traitement (résultats détaillés dans l'article publié en annexe). En 2011, sur l'ensemble de la ville de Lubumbashi, l'acceptabilité globale est de 56,8 %. En outre, seulement 48,8 % des femmes enceintes VIH positives dépistées ont reçu correctement leur traitement prophylactique [62]. Cette faible couverture opérationnelle serait due à la déperdition des femmes enceintes VIH positives qui est importante tout au long du processus de prise en charge [63].

Ainsi notre question de recherche est la suivante : quelle stratégie adopter ou améliorer pour augmenter la couverture opérationnelle de la PTME à Lubumbashi en tenant compte de moyens disponibles ?

Ces observations nous ont permis de formuler trois hypothèses préalables à une intervention pouvant contribuer à augmenter la couverture opérationnelle dans les sites de PTME à Lubumbashi.

1.3.2. Hypothèses

1. Parmi les accouchées, nombreuses sont celles qui ne connaissent pas leur statut sérologique VIH même dans la structure sanitaire où le dépistage est réalisé aux CPN.

2. Le niveau de connaissance des prestataires des maternités en matière des recommandations de la PTME est insuffisant.

3. Le dépistage du VIH en salle d'accouchement est acceptable par les accouchées.

1.3.3. Objectif général

L'objectif global de ce travail est de contribuer au bien être du couple mère enfant en augmentant les opportunités du dépistage du VIH chez les femmes enceintes et de la prise en charge des mères infectées par le VIH.

1.3.4. Objectifs spécifiques

Ce travail a pour objectifs spécifiques de :

1. Déterminer la proportion des femmes qui n'ont pas bénéficié du dépistage aux CPN du VIH parmi les accouchées des maternités de Lubumbashi ;

2. Evaluer le niveau de connaissance, attitude et pratique des prestataires de soins travaillant dans des maternités en matière des recommandations de la PTME à Lubumbashi

3. Déterminer l'acceptabilité du dépistage rapide du VIH en salle de travail ;

4. Mettre sur pied une stratégie pouvant contribuer à atteindre une couverture opérationnelle optimale de la PTME dans la ville de Lubumbashi et dans d'autres contextes socialement similaires.

Références

1. du Loû AD, Memmi S, Orne-Gliemann J. Strategies of HIV Prevention in Low and Middle-Income Countries. Open Infect Dis J 2010; 4: 92–100.

2. Nigatu T, Woldegebriel Y. Analysis of the prevention of mother-to-child transmission (PMTCT) service utilization in Ethiopia: 2006-2010. Reprod Health 2011;8:6.

3. ONUSIDA. Vers un accès universel. Etendre les interventions prioritaires liées au VIH/sida dans le secteur de la sante'. Rapport de situation 2010. Genève: 2011.

4. ONUSIDA. Nous pouvons empêcher que les mères meurent et que leurs bébés soient infectés par le VIH. Genève: 2011.

5. ONUSIDA. Atteindre l'Objectif Zéro: une riposte plus rapide,plus intelligente,plus efficace journée mondiale SIDA/2011 Rapport ONUSIDA. Genève: ONUSIDA; 2011.

6. Ivers LC, Appleton SC, Wang B, Jerome JG, Cullen KA, Smith Fawzi MC. HIV-free survival and morbidity among formula-fed infants in a prevention of mother-to-child transmission of HIV program in rural Haiti. AIDS Res Ther 2011; 8: 37.

7. Sprague C, Chersich MF, Black V. Health system weaknesses constrain access to PMTCT and maternal HIV services in South Africa: a qualitative enquiry. AIDS Res Ther 2011; 8:10.

8. Volmink JA, Marais BJ. HIV: mother-to-child transmission. Clin Evid (Online) 2008(02):909.

9. Mandelbrot L, Tubiana R, Matheron S. Grossesse et infection VIH. In: Girard PM, Katlama C,Piloux G, editors .VIH édition 2011. Paris: Doin Editeur; 2011; 587–614.

10. Etienne L, Peeters M. Origine du VIH, une réussite émergentielle. Virologie 2010;14(3):171–84.

11. Kwiek JJ, Mwapasa V, Milner DA Jr, Alker AP, Miller WC, Tadesse E, et al. Maternal-fetal microtransfusions and HIV-1 mother-to-child transmission in Malawi. PLoS Med 2006; 3(1):10.

12. Zeh C, Weidle PJ, Nafisa L, Lwamba HM, Okonji J, Anyango E, et al. HIV-1 Drug resistance emergence among breastfeeding infants born to hiv-infected mothers during a single-arm trial of triple-antiretroviral prophylaxis for prevention of mother-to-child transmission: A secondary analysis. PLoS Med 2011; 8(3).

13. Le Coeur S, Kanshana S, Jourdain G. Transmission du VIH-1 de la mère à l'enfant et sa prévention. Med Trop 2003; 63: 381–90.

14. Kumar SB, Handelman SK, Voronkin I, Mwapasa V, Janies D, Rogerson SJ, et al. Different regions of HIV-1 subtype c are associated with placental localization and in utero mother-to-child transmission. J Virol 2011; 85(14):7142–52.

15. Aguilar-Jiménez W, Zapata W, Rugeles MT. Differential expression of human beta defensins in placenta and detection of allelic variants in the DEFB1 gene from HIV-1 positive mothers. Biomedica 2011; 31(1): 44–54.

16. Baurakiades E, Martins AP, Victor Moreschi N, Souza CD, Abujamra K, Saito AO, et al. Histomorphometric and immunohistochemical analysis of infectious agents, T-cell subpopulations and inflammatory adhesion molecules in placentas from HIV-seropositive pregnant women. Diagn Pathol. 6:101–101.

17. Thomas TK, Masaba R, Borkowf CB, Ndivo R, Zeh C, Misore A, et al. Triple-antiretroviral prophylaxis to prevent mother-to-child HIV transmission through breastfeeding--the Kisumu Breastfeeding Study, Kenya: a clinical trial. PLoS Med 2011; 8(3):e1001015.

18. Touré H, Audibert M, Dabis F. To what extent could performance-based schemes help increase the effectiveness of prevention of mother-to-child transmission of HIV (PMTCT) programs in resource-limited settings? A summary of the published evidence. BMC Public Health 2010; 10:702.

19. OMS. Guide pour la mise à l'échelle au plan mondial de la prévention de la transmission mère-enfant du VIH : vers un accès universel pour les femmes,les nourrissons et les jeunes enfants et pour l'élimination du VIH et du SIDA / Groupe de Travail Inter Agences sur la prévention de l'infection à VIH chez les femmes enceintes, les mères et leurs enfants .Géneve. 2007.

20. Petruney T, Robinson E, Reynolds H, Wilcher R, Cates W. Contraception is the best kept secret for prevention of mother-to-child HIV transmission. Bulletin of the World Health Organization. 2008; 86(6): b.

21. Eyakuze C, Jones DA, Starrs AM, Sorkin N. From PMTCT to a more comprehensive AIDS response for women: a much-needed shift. Dev World Bioeth. 2008; 8(1):33–42.

22. World Health Organization. Antiretroviral drugs for treating pregnant women and preventing HIV infection in infants in resource-limited settings towards universal access. Recommendations for a public health approach .2006. Geneva. 2006.

23. Greeson, Dana, Elizabeth Preble, Maryanne Stone Jimenez,, Cassandra Blazer. Increasing access to prevention of mother-to-child transmission services technical report. Arlington: Va.: USAID's AIDS Support and Technical Assistance Resources, AIDSTAR-One, Task Order 1. 2011.

24. Sandgren E, Sandgren S, Urazalin M, Andersson R. HIV/AIDS awareness and risk behaviour among pregnant women in Semey, Kazakhstan, 2007. BMC Public Health 2008; 8(1):295.

25. Sun Y, Hewan-Lowe K, Wu Q, Yu J, Guo Z, Han Y, et al. HIV Screening and awareness survey for pregnant women in a remote area in xinjiang uyghur autonomous region of china. Open AIDS J 5:96–101.

26. Kinuthia J, Kiariie JN, Farquhar C, Richardson BA, Nduati R, Mbori-Ngacha D, et al. Uptake of prevention of mother to child transmission interventions in Kenya: health systems are more influential than stigma. J Int AIDS Soc 2011; 14(1):61.

27. Doherty T, Chopra M, Nsibande D, Mngoma D. Improving the coverage of the PMTCT programme through a participatory quality improvement intervention in South Africa. BMC Public Health 2009; 9:406.

28. Lou ADD, Brou H, Djohan G, Tijou-Traore A. Le refus du dépistage VIH prénatal: étude de cas à Abidjan (Côte d'Ivoire). Santé. 2007;17(3):133–41.

29. Ujiji OA, Rubenson B, Ilako F, Marrone G, Wamalwa D, Wangalwa G, et al. Is « Opt-Out HIV Testing » a real option among pregnant women in rural districts in Kenya? BMC Public Health 2011; 11: 151.

30. Mirkuzie AH, Sisay MM, Moland KM, Åstrøm AN. Applying the theory of planned behaviour to explain HIV testing in antenatal settings in Addis Ababa - a cohort study. BMC Health Serv Res 11:196.

31. Nyuzaghl J, Ohene S, Odoi-Agyarko K. Acceptability of Routine Offer of HIV testing (opt-out approach) among pregnant women in the wa municipality. Ghana Med J 2011 ; 45(1):10–5.

32. Kania D, Fao P, Valéa D, Gouem C, Kagoné T, Hien H, et al. Low prevalence rate of indeterminate serological human immunodeficiency virus results among pregnant women from Burkina Faso, West Africa. J Clin Microbiol. 2010; 48(4):1333–6.

33. Pai NP, Tulsky JP, Cohan D, Colford JM Jr, Reingold AL. Rapid point-of-care HIV testing in pregnant women: a systematic review and meta-analysis. Trop Med Int Health. 2007; 12(2):162–73.

34. Kabamba Mulongo L, Schirvel C, Mukalay Wa Mukalay A, Dramaix Wilmet M. Understanding couples' attitudes on prenatal HIV testing in the Democratic Republic of Congo. Rev Epidemiol Sante Publique 2011; 59(6):379–83.

35. Kabamba Mulongo L, Schirvel C, Mukalay wa Mukalay A, Dramaix Wilmet M. Acceptation du test de dépistage du VIH dans le cadre du programme de prévention de la transmission du VIH de la mère à l'enfant en République Démocratique du Congo. Rev Epidemiol Sante Publique 2010; 58(5):313–21.

36. Celentano DD. Is HIV screening in the labor and delivery unit feasible and acceptable in low-income settings? PLoS Med 2008; 5(5):107.

37. Johansson KA, Pedersen KB, Andersson A-K. HIV testing of pregnant women: an ethical analysis. Dev World Bioeth 2011; 11(3):109–19.

38. Taha E, Hoover DR, Kumwenda NI, Fiscus SA, Kafulafula G, Nkhoma C, et al. Late postnatal transmission of hiv-1 and associated factors. J Infect Dis 2007 1; 196(1):10–4.

39. Neveu D, Viljoen J, Bland RM, Nagot N, Danaviah S, Coutsoudis A, et al. Cumulative exposure to cell-free hiv in breast milk, rather than feeding pattern per se, identifies postnatally infected infants. Clin Infect Dis 2011; 52(6):819–25.

40. Becquet R, Bland R, Leroy V, Rollins NC, Ekouevi DK, Coutsoudis A, et al. Duration, pattern of breastfeeding and postnatal transmission of HIV: pooled analysis of individual data from west and south african cohorts. PLoS One 2009; 4(10):e7397.

41. Becquet R, Ekouevi DK, Arrive E, Stringer JSA, Meda N, Chaix M-L, et al. Universal antiretroviral therapy for pregnant and breast-feeding HIV-1-infected women: towards the elimination of mother-to-child transmission of hiv-1 in resource-limited settings. Clin Infect Dis 2009; 49(12): 1936–45.

42. Parker ME, Bentley ME, Chasela C, Adair L, Piwoz EG, Jamieson DJ, et al. The acceptance and feasibility of replacement feeding at 6 months as an HIV prevention method in Lilongwe, Malawi: Results from the BAN Study. AIDS Educ Prev 2011; 23(3):281–95.

43. Ciaranello AL, Perez F, Maruva M, Chu J, Engelsmann B, Keatinge J, et al. WHO 2010 guidelines for prevention of mother-to-child HIV transmission in zimbabwe: modeling clinical outcomes in infants and mothers. PLoS One. 2011;6 (6): e20224.

44. Safety and effectiveness of antiretroviral drugs during pregnancy, delivery and breastfeeding for prevention of mother-to-child transmission of HIV-1: the Kesho Bora Multicentre Collaborative Study rationale, design, and implementation challenges. Contemp Clin Trials 2011; 32(1):74–85.

45. Delicio AM, Milanez H, Amaral E, Morais SS, Lajos GJ, e Silva JLCP, et al. Mother-to-child transmission of human immunodeficiency virus in at en years period. Reprod Health. 2011; 8:35.

46. Horvath T, Madi BC, Iuppa IM, Kennedy GE, Rutherford G, Read JS. Interventions for preventing late postnatal mother-to-child transmission of HIV. Cochrane Database Syst Rev 2009 ; 1: CD006734.

47. Livingston EG, Huo Y, Patel K, Brogly SB, Tuomala R, Scott GB, et al. Mode of delivery and infant respiratory morbidity among infants born to HIV-1-infected women Obstet Gynecol. 2010; 116(2 Pt 1): 335–43.

48. Youngleson MS, Nkurunziza P, Jennings K, Arendse J, Mate KS, Barker P. Improving a mother to child hiv transmission programme through health system redesign: quality improvement, protocol adjustment and resource addition. PLoS One. 2010; 5(11):e13891.

49. Ministère du Plan et de la Reconstruction. Enquête nationale sur la situation des enfants et des femmes. MICS- RDC 2010. Rapport final. Kinshasa: 2011.

50. Chenge M, Van der Vennet J, Porignon D, Luboya N, Kabyla I, Criel B. [The health map of Lumbumbashi, Democratic Republic of the Congo. Part I: problem of health coverage in urban Congolese]. Glob Health Promot 2010; 17(3):63–74.

51. Behets F, Edmonds A, Kitenge F, Crabbé F, Laga M. Heterogeneous and decreasing HIV prevalence among women seeking antenatal care in Kinshasa, Democratic Republic of Congo. Int J Epidemiol. 2010; 39(4):1066–73.

52. Ministère du Plan et Macro International. Enquête Démographique et de Santé, République Démocratique du Congo 2007. Calverton, Maryland, U.S.A. : Ministère du Plan et Macro International : 2008.

53. PNMLS. Intégration du Paquet Minimum d'Activités de Prévention de la Transmission du VIH de la Mère Enfant (PMA/PTME) dans les Services de Santé de la Reproduction. Module de formation des prestataires. PNLS. Ministère de la Santé, Kinshasa. 2005.

54. PNLS. Module de formation des techniciens de laboratoire en techniques simples de dépistage/diagnostic de l'infection à VIH et de suivi biologique des personnes vivant avec le VIH élaboré avec l'appui de l'OMS . 2006.

55. PNMLS. Rapport national de suivi de la déclaration d'engagement(UNGASS) 2010. Kinshasa: PNMLS; 2010.

56. PNLS. Rapport épidémiologique de surveillance du VIH chez les femmes enceintes fréquentant les structures de CPN en 2009. Kinshasa: PNMLS; 2010.

57. Ministère de la Santé. Plan d'élimination de la transmission mère enfant du VIH de la République Démocratique du Congo. Kinshasa: 2011.

58. Jurgensen M, Tuba M, Fylkesnes K, Blystad A. The burden of knowing: balancing benefits and barriers in HIV testing decisions. A qualitative study from Zambia. BMC Health Serv Res 2012; 12:2.

59. Evans WD, Taruberekera N, Longfield K, Snider J. Brand equity and willingness to pay for condoms in Zimbabwe. Reprod Health 2011; 8: 29.

60. Hussain A, Moodley D, Naidoo S, Esterhuizen TM. Pregnant Women's Access to PMTCT and ART Services in South Africa and Implications for Universal Antiretroviral Treatment. PLoS One 2011;6(12): e2790

61. Chenge M, Van der Vennet J, Porignon D, Luboya N, Kabyla I, Criel B. La carte sanitaire de la ville de Lubumbashi, République Démocratique du Congo .Partie II : analyse des activités opérationnelles des structures de soins. Glob Health Promot 2010 ; 17(3): 75–84.

62. Kateng M. Rapport de la coordination de la prévention de la transmission du VIH de la Mère à l'enfant du Katanga. Lubumbashi: 2011.

63. Mwembo Tambwe A Nkoy. Acceptabilité du dépistage volontaire du VIH chez les femmes enceintes de l'hôpital général de référence de Kenya à Lubumbashi en République Démocratique du Congo (Dissertation. MDC). Anvers. Institut de Médecine tropicale ; 2007.

CHAPITRE 2. METHODOLOGIE GENERALE

Dans le présent chapitre, quatre points seront abordés : la description du contexte de l'étude, le cadre conceptuel de référence, les définitions des concepts ainsi que la description succinctes des différentes études réalisées dans cette investigation.

2.1. Contexte de l'étude

La ville de Lubumbashi est située au Sud-Est de la province du Katanga et en est le chef-lieu (Figure 2). Sa superficie de 747 km^2 dont 140 km^2 urbanisés. En 2006, sa population était estimée à 1 500 000 habitants dont environ 1 400 000 habitent dans la partie urbanisée (soit une densité de 10 000 habitants/km^2) [1,2].C'est la deuxième ville de la RD Congo, après Kinshasa, la capitale.

La ville de Lubumbashi compte 9 zones de santé géographiques et 2 zones de santé spéciales [3]. En 2006, cette ville comptait 251 structures avec une maternité parmi lesquelles 219 structures de première ligne, c'est-à-dire offrant uniquement des soins ambulatoires et des accouchements par voie basse; 23 structures intermédiaires, c'est-à-dire pratiquant de la chirurgie générale majeure (césariennes, appendicectomies, cures de hernie ainsi que différentes laparotomies pour grossesse ectopique, myomes...) et des hospitalisations, dont la capacité d'accueil effective ($\leq$ 50 lits) et/ou le plateau technique sont trop faibles pour qu'elles soient considérées comme des hôpitaux ; 9 établissements hospitaliers, c'est-à-dire organisant au moins des services de chirurgie, pédiatrie, médecine générale et gynécologie-obstétrique et dont le nombre de lits effectifs dépasse 50 [3]. Chenge [2] a évalué à 86,9 % le taux d'accouchements assistés dans une structure de soins en 2006 à Lubumbashi.

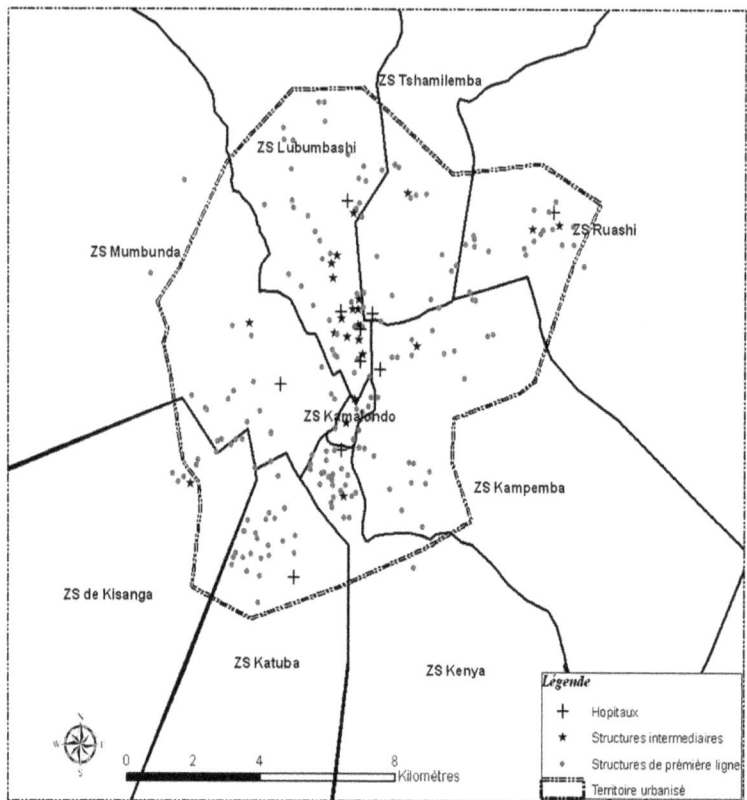

Figure 3 . Distribution spatiale des structures de soins à Lubumbashi, en 2000 [3]

2.2. Cadre conceptuel

L'approche adoptée dans le présent travail est issue de l'examen du modèle d'intégration de la PTME dans les services de santé maternelle, particulièrement aux CPN, en salle d'accouchement et en postpartum (Figure 2) [4].

L'obstacle principal dans l'accès à ces interventions réside, d'une part dans la faible couverture des services de santé maternelle et infantile de base et d'autre part dans le fait que l'intégration des activités de prévention de la transmission du VIH au sein des maternités est freinée par le manque de disponibilité du personnel de santé qualifié et les systèmes de santé défaillants[5,6]. Et lorsque les services des soins de santé ne sont pas bien organisés, l'organisation des services existants devrait être la priorité plutôt qu'investir dans de nouvelles structures [2].

Dans cette logique, PTME intégrée dans les services de santé maternelle, notamment aux CPN, en salle d'accouchement et en période postnatale [7,4,8] devrait d'abord être redynamisée.

Etant donné qu'il existe actuellement à Lubumbashi des structures sanitaires qui offrent le service de PTME, nous pensons qu'ajouter une autre opportunité du dépistage rapide du VIH en salle de travail en complémentarité de celui des CPN pourrait augmenter leur couverture à un moindre coût. L'approche de dépistage utilisée joue aussi un rôle important dans l'acceptabilité du test de dépistage VIH. Une grande acceptabilité a été observée en utilisant l'approche *opt out* aux CPN et en salle de travail [9,10].

Le présent travail ne concerne donc que des activités au cours des périodes intrapartale et post-natale précoce du cadre conceptuel. Les chapitres sont rangés en vue de permettre une bonne compréhension de la démarche de la recherche. La section 1 du chapitre 3 concerne le point 1 du post-partum identifiant les accouchées avec un statut sérologique VIH inconnu. La section 2 du chapitre 3 concerne l'évaluation des connaissances, l'attitude et les pratiques du personnel en rapport avec la PTME (le point 1 de la période intrapartale). La section 3 du même chapitre concerne les points 2 et 3 de la période intrapartale. Dans cette section, la formation des prestataires sur le dépistage du VIH, suivie du dépistage proprement dit en salle de travail y sont présentés.

Un 4eme chapitre est ajouté et fait une analyse transversale des résultats de différentes études présentées en vue d'en dégager une stratégie pouvant contribuer à améliorer la couverture opérationnelle de la PTME dans les structures sanitaires de Lubumbashi.

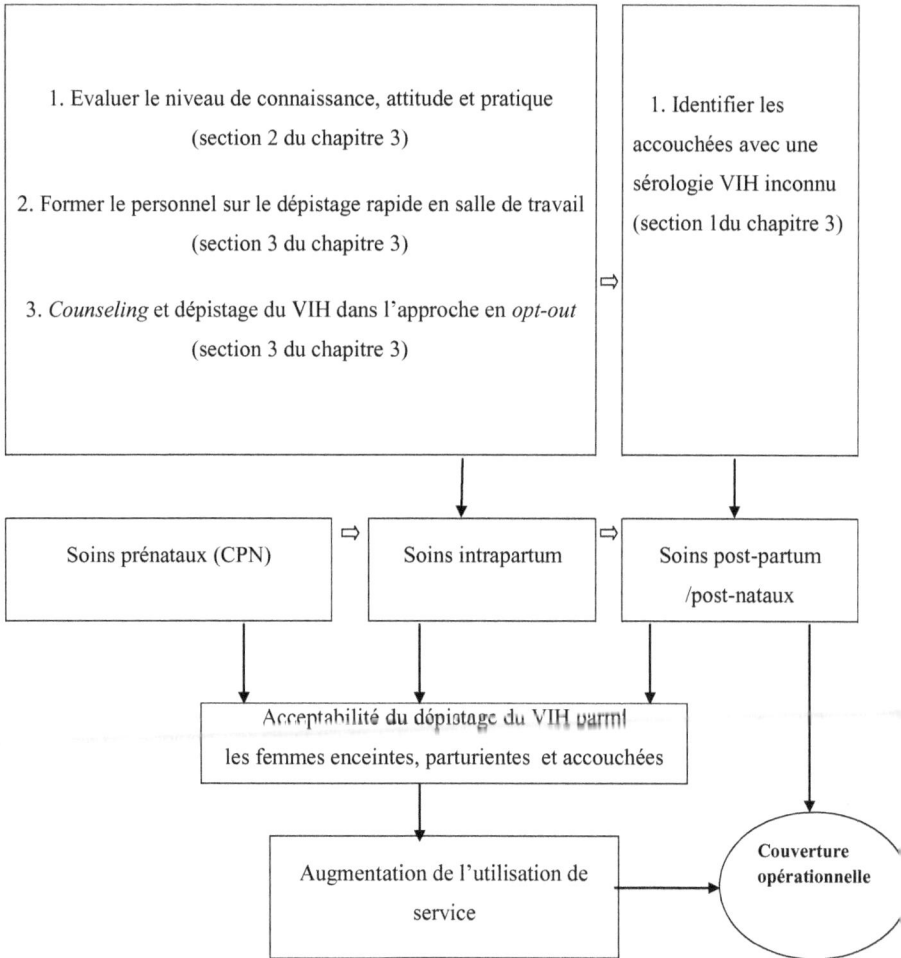

Figure 4 . Cadre d'analyse basée sur l'intégration de la PTME dans le service de la santé maternelle et infantile

2.3. Définition des concepts

Les différents concepts-clés utilisés dans ce travail doivent être compris tels que nous les définissons ci –après :

- Taux d'acceptabilité du test rapide de dépistage du VIH

C'est le nombre de parturientes en salle de travail chez qui le dépistage a été proposé, l'ont accepté et chez qu'il a été réalisé sur l'ensemble des femmes chez qui le test a été proposé, multiplié par cent.

-Statut sérologique VIH inconnu

Le statut sérologique VIH est inconnu lorsque l'accouchée n'a pas fait le test de dépistage au cours des CPN de l'actuelle grossesse et qu'elle n'est pas séropositive connue.selon les directives nationales en la matière, les accouchées séropositives dont le diagnostic a été posé aux CPN sont identifiées à l'accouchement par les sages femmes à partir d'un code en vue de bénéficier des soins prophylactiques dès leur arrivée à la maternité [11].

La proportion des accouchées avec un statut sérologique VIH inconnu sera calculée de la manière suivante : nombre d'accouchées avec un statut sérologique VIH inconnu, divisé par le nombre total des accouchées interviewées à la maternité multiplié par cent.

-Accouchée récente

C'est une femme qui vient d'accoucher dans les dernières 24 heures et qui n'est pas encore sortie de la maternité.

-Couverture opérationnelle :

C'est l'utilisation réelle du service de PTME par les femmes. La couverture opérationnelle de la PTME en CPN ou en salle d'accouchement est donc, la proportion des femmes enceintes ou parturientes qui ont fait le test de dépistage du VIH et qui ont été prises en charge correctement.

2.4. Description des études par objectifs

Dans le présent chapitre nous décrirons brièvement la méthodologie utilisée pour chaque étude en fonction de l'objectif dans une approche de la recherche-action.

2.4.1. Etude transversale

Deux analyses transversales ont été réalisées à deux niveaux :

Premièrement, pour déterminer la proportion des accouchées avec statut sérologique VIH inconnu. Les données ont été recueillies par trois enquêtrices formées à l'aide d'un questionnaire structuré. Cette enquête s'est réalisée de juin à septembre 2010.Les résultats sont présentés dans la section 1 du chapitre 3.

Deuxièmement, pour évaluer le niveau de connaissance, attitude et pratique des prestataires de soins des maternités en matière des recommandations de la PTME à Lubumbashi. Les données ont été recueillies en avril 2010 à l'aide d'un questionnaire auto-administré contenant des questions relatives à la PTME et aux bonnes pratiques obstétricales. Ces résultats sont présentés dans la section 2 du chapitre 3.

2.4.2. Etude d'intervention

Pour déterminer l'acceptabilité du dépistage rapide du VIH en salle de travail, nous l'avons proposé aux parturientes. D'abord les sages femmes des salles de travail ont été formées sur le conseil et dépistage rapide du VIH selon la stratégie III de l'OMS en application en RDC [8]. Ensuite, l'intervention a consisté à faire le dépistage rapide du VIH chez les parturientes dans les salles de travail à Lubumbashi pendant 5 mois en 2011. Ces résultats sont présentés dans la section 3 du chapitre 3.

2.5. Considérations éthiques

La recherche pour réaliser les différentes études dans le cadre de ce travail a été autorisée par le comité d'éthique de l'Université de Lubumbashi et par l'autorité sanitaire de la province. Et un consentement libre et éclairé (verbal ou écrit) de toutes les personnes impliquées dans ces études a été obtenu au préalable.

Références

1. Kabamba Mulongo L, Schirvel C, Mukalay Wa Mukalay A, Dramaix Wilmet M. Understanding couples' attitudes on prenatal HIV testing in the Democratic Republic of Congo. Rev Epidemiol Sante Publique. 2011 déc;59(6):379–83.

2. Chenge M, Van der Vennet J, Porignon D, Luboya N, Kabyla I, Criel B. The health map of Lubumbashi, Democratic Republic of the Congo. Part II: analysis of the operational activities of health care facilities. Glob Health Promot. 2010 sept; 17(3):75–84.

3. Chenge M, Van der Vennet J, Porignon D, Luboya N, Kabyla I, Criel B. The health map of Lubumbashi, Democratic Republic of the Congo. Part I: problem of health coverage in urban Congolese. Glob Health Promot. 2010; 17(3):63–74.

4. Greeson, Dana, Elizabeth Preble, Maryanne Stone Jimenez,, Cassandra Blazer. Increasing access to prevention of mother-to-child transmission servicestechnical report. Arlington: Va.: USAID's AIDS Support and Technical Assistance Resources, AIDSTAR-One, Task Order 1. 2011.

5. Du Loû AD, Memmi S, Orne-Gliemann J. Strategies of HIV Prevention in Low and Middle-Income Countries. Open Infect Dis J. 2010;4:92–100.

6. Becquet R, Leroy V. Les défis soulevés par la prévention de la transmission mère-enfant du VIH en Afrique. La Presse Médicale. 2007 déc;36(12):1947–57.

7. ONUSIDA. Nous pouvons empêcher que les mères meurent et que leurs bébés soient infectés par le VIH. Genève: 2011.

8. PNLS. Module de formation des techniciens de laboratoire en techniques simples de dépistage/diagnostic de l'infection à VIH et de suivi biologique des personnes vivant avec le VIH élaboré avec l'appui de l'OMS . 2006;

9. Bello FA, Ogunbode OO, Adesina OA, Olayemi O, Awonuga OM, Adewole IF. Acceptability of counselling and testing for HIV infection in women in labour at the University College Hospital, Ibadan, Nigeria. Afr Health Sci. 2011 mars;11(1):30–5.

10. Perez F, Zvandaziva C, Engelsmann B, Dabis F. Acceptability of routine HIV testing (« opt-out ») in antenatal services in two rural districts of Zimbabwe. J. Acquir. Immune Defic. Syndr. 2006;41(4):514–20.

11. PNMLS. Intégration du Paquet Minimum d'Activités de Prévention de la Transmission du VIH de la Mère Enfant (PMA/PTME) dans les Services de Santé de la Reproduction. Module de formation des prestataires. PNLS. Ministère de la Santé. Kinshasa. 2005;

CHAPITRE 3. RESULTATS

Dans le présent chapitre, les résultats de trois principales études seront présentés en détails successivement en forme d'articles des revues scientifiques.

3.1. Accouchées avec statut sérologique VIH inconnu à Lubumbashi, RD Congo: Proportion et déterminants

Mwembo Tambwe [1,2,3], Kalenga Muenze Kayamba[1,2] , Philippe Donnen[2], Perrine Humblet[2], Chenge Mukalenge[1,2], Michèle Dramaix[2], Pierre Buekens [2,4]

Article publié le 08 Juin 2012 dans le Journal Pan Africain de Médecine

Correspondance: *Albert Mwembo-Tambwe a Nkoy

E-mail: albertmwembotambwe2008@yahoo.fr

Institution à laquelle le travail est attribué :

Université Libre de Bruxelles : Ecole de Santé Publique

Adresse : Campus Erasme, Route de Lennik 808, B-1070 Bruxelles, Belgique

1. Département de Gynécologie et Obstétrique, Faculté de médecine de l'Université de Lubumbashi, RD Congo

2. Ecole de santé publique de l'Université de Lubumbashi, RD Congo

3 Ecole de santé publique de l'Université libre de Bruxelles, Belgique

4. School of Public Health and Tropical Medicine, Tulane University, New Orleans, Louisiana, USA

Résumé

Position du problème

Beaucoup d'enfants vivant avec le VIH ont été infectés par leurs mères. Pour prévenir la transmission verticale, les femmes doivent d'abord connaître leur statut sérologique au VIH. L'objectif de cette étude était de déterminer la proportion des accouchées avec un statut sérologique VIH inconnu et d'identifier les facteurs associés.

Méthodologie

C'est une étude transversale descriptive réalisée dans les structures sanitaires de Lubumbashi de juin à septembre 2010. La taille de l'échantillon était de 602 accouchées. Les statistiques descriptives usuelles et une régression logistique ont été utilisées.

Résultats

Parmi les accouchées, 52,5 % ignoraient leur statut sérologique. Parmi elles, 62,9 % accepteraient de faire le test VIH à la maternité. La proportion des femmes avec un statut sérologique inconnu au VIH était significativement plus élevée chez celles qui n'avaient pas suivi de CPN (*Odds Ratio* ajusté [ORa] = 5,8; Intervalle de Confiance [IC] 95 % : 1,7-19,8) ; chez celles qui avaient un bas niveau d'instruction (ORa = 1,5 ; IC 95% : 1,1-2,1) et chez celles qui ne savaient pas que la transmission verticale du VIH pouvaient se faire au moment de l'accouchement (ORa = 1,5 ; IC 95 % : 1,0-2,4).

Conclusion

La proportion de femmes qui accouchent sans connaître leur statut sérologique au VIH est encore importante, malgré le fait que le dépistage du VIH soit proposé lors des CPN. Dans les zones à haute séroprévalence de VIH, aucune femme ne devrait accoucher sans être dépistée au VIH. C'est une « opportunité manquée ».

Mots clés : Dépistage volontaire du VIH, Mère, Prévention de la transmission mère –enfant

Unknown HIV status among women giving birth in Lubumbashi, DR Congo : proportion and determinants

Abstract

Background

Many children living with HIV were infected by their mothers. To prevent vertical transmission women must first know their HIV status. The purpose of this study was to determine the proportion of unknown HIV status at birth for HIV and to identify associated factors.

Methods

This is a cross-sectional study conducted in 10 health facilities in Lubumbashi from June to September 2010. The sample size was 602 mothers. The usual descriptive statistical analysis and logistic regression were performed.

Results

Among women who recently delivered, 52.5% did not know their HIV status. Of these, 62.9 % would accept to be tested at the maternity. The unknown HIV status was significantly higher among those with no antenatal care (Adjusted Odds Ratio [aOR] = 5.8; Confidence interval [CI] 95 %: 1.7-19.8), with a low level of education (aOR = 1.5; 95 % CI: 1, 1-2, 1), and those who do not know that the vertical transmission of HIV can occur at the time of delivery (aOR = 1.5; 95 % CI : 1.0- 2.4).

Conclusion

Although HIV testing is offered during antenatal care, the proportion of women giving birth without knowing their HIV status is still important. At present, no woman should give birth in areas with high prevalence of HIV without being detected. It would be a "missed opportunity".

Keys words: Birth, Voluntary HIV testing, Prevention of Mother to Child Transmission

3.1.1. Introduction

La transmission de l'infection au VIH de la mère à l'enfant constitue un défi mondial [1,2] . La majorité des enfants contaminés par le VIH se retrouve dans les pays en développement [2]. Pourtant des interventions efficaces ont pu réduire cette transmission à moins de 2 % dans les pays développés [3–5]. Pour bénéficier de toutes ces interventions les femmes doivent d'abord connaître leur statut sérologique au VIH par le dépistage volontaire [2,3].

En Afrique, les services de dépistage du VIH ont été introduits au niveau des Consultations Prénatales (CPN). Cependant, la couverture de ces services demeure insuffisante [6]. Par conséquent, beaucoup de femmes accoucheraient encore sans connaître leur statut sérologique au VIH et ne peuvent pas bénéficier des mesures de prévention adéquates dans ce cadre.

En République Démocratique du Congo (RDC), le problème posé par la transmission mère-enfant (TME) est préoccupant. Le nombre de nouveaux cas de VIH pédiatriques est de l'ordre de 28461 par an [7]. Pour lutter contre la transmission verticale, la politique nationale a intégré la Prévention de la Transmission du VIH de la Mère à l'Enfant (PTME) dans le paquet d'activités de la CPN. Comme dans d'autres pays, la couverture reste toujours insuffisante [8]. A Lubumbashi, dans le Sud-Est du pays, la prévalence du VIH chez les femmes enceintes est de 4,6 % [7]. En 2007, l'acceptabilité globale (le produit de l'acceptation du pré-test, test et post- test) du dépistage du VIH aux CPN était de 33,7 % chez les femmes enceintes à l'hôpital général de référence de Kenya du district sanitaire de Lubumbashi. Notons que toutes les femmes enceintes ne suivent pas correctement les séances de CPN [9]. Il existe donc un nombre élevé d'accouchées au statut sérologique VIH méconnu. Par conséquent, des accouchements à forte potentialité infectieuse au VIH ont encore lieu à Lubumbashi, alors que cela pourrait être évité. Aucune étude n'a été encore menée dans les maternités de Lubumbashi pour connaître le statut sérologique au VIH des accouchées. Ainsi, l'objectif de cette étude était de déterminer la proportion des accouchées au statut sérologique inconnu pour le VIH et d'identifier les facteurs qui y sont associés.

3.1.2. Méthodologie

C'est une étude observationnelle transversale et descriptive réalisée dans les structures sanitaires de Lubumbashi du 26 Juin au 6 Septembre 2010.

Une enquête a été menée dans 10 sur 130 structures sanitaires avec maternités. Ces dernières ont été sélectionnées à partir d'un choix raisonné sur base du nombre d'accouchements élevé qui y sont réalisés et de leur localisation géographique différente. Par la suite au sein de chaque structure sélectionnée, un échantillon systématique a été prélevé. Considérant qu'environ 50 % d'accouchées ne connaissent pas leur statut sérologique dans notre milieu, avec une précision de 4 %; la taille de l'échantillon retenue était de 602 parturientes dont 502 dans les structures où la PTME était intégrée et 96 dans les structures sans PTME.

Toute femme dont la grossesse avait au moins 28 semaines d'aménorrhée, ayant accouché depuis moins de 24 heures et ayant donné son consentement par écrit était éligible pour l'étude. Ainsi 1205 accouchées éligibles ont constitué la base de sondage à partir de la quelle le pas de sondage choisi était de 2.

Les données ont été recueillies par trois enquêtrices formées à l'aide d'un questionnaire structuré. Celui-ci comprenait les variables relatives aux informations sociodémographiques (l'âge maternel, le niveau d'étude, le statut matrimonial, l'emploi et le niveau socio-économique), la parité, la morbidité obstétricale antérieure (un accouchement prématuré, un avortement ,un mort-né ,un faible poids de naissance et une césarienne), suivi des consultations prénatales (au moins une fois) et les questions relatives au dépistage du VIH (avoir fait un dépistage du VIH au cours des dernières CPN), à la connaissance de la transmission du VIH de la mère à l'enfant pendant l'accouchement et l'allaitement. L'appartenance institutionnelle de la maternité et la présence d'un service de PTME ont été relevées.

Le niveau socio-économique a été apprécié à partir du calcul de l'indice de pauvreté tel que défini dans une enquête réalisée en RD Congo en 2001, le *Multiple Indicator Cluster Survey* (MICS2) [10]. C'est une mesure composée des caractéristiques des ménages : matériau du sol, nature du toit et des murs, biens appartenant au ménage ; statut d'occupation du logement ; les disponibilités et la durée des réserves alimentaires. Cette mesure de 36 points au total, nous a permis de regrouper les accouchées en niveaux socio-économiques faible ($\leq$ 20 points), moyen (21-24 points) et élevé ($\geq$ 25 points) en fonction de la distribution.

Le niveau d'instruction a été apprécié à partir du nombre d'années d'études accomplies par l'accouchée. Les accouchées on été regroupées en niveau d'instruction bas ($\leq$ 9 année d'études), moyen (10-12 année d'études) et élevé ($\geq$ 13 année d'études).

Cette étude a été autorisée par le comité d'éthique de l'université de Lubumbashi. Les autorités sanitaires ont donné leur accord par écrit.

Pour l'analyse des données, les statistiques descriptives usuelles ont été utilisées, ainsi qu'une mesure d'association (*Odds Ratio*) entre la connaissance du statut sérologique au VIH (à partir d'un dépistage du VIH fait lors des CPN) comme variable dépendante et les variables indépendantes suivantes : le suivi des CPN (facteur principal), les caractéristiques sociodémographiques, la parité, la morbidité obstétricale antérieure et la connaissance de la transmission verticale du VIH par l'accouchée (confondantes potentielles). Une régression logistique de la connaissance du statut sérologique au VIH a été réalisée dans une approche explicative. Pour vérifier l'adéquation du modèle final de régression, le test d'ajustement de Hosmer et Lemeshow a été appliqué. Le seuil de signification a été fixé à 0,05 et les intervalles de confiance à 95 %. Les données ont été encodées dans Epi-info 3.4.1. 2007 et traitées à l'aide du logiciel STATA version 11.

3.1.3. Résultats

Tableau 2 : Paramètres sociodémographiques et gynéco-obstétricaux des accouchées à Lubumbashi en 2010

Paramètres	n=602	%
Age de l'accouchée (an)		
Adolescentes (13-17 ans)	17	2,8
Adulte (≥18 ans)	585	97,2
Etat matrimonial		
Mariée	543	90,2
Non mariée	59	9,8
Niveau d'instruction		
Bas	279	46,3
Moyen	278	46,2
Elevé	45	7,5
Niveau économique		
Faible	283	47,0
Moyen	204	33,9
Elevé	115	19,1
Profession		
Oui	43	7,2
Non	555	92,8

Du tableau 2, il se dégage que 2,8 % des accouchées étaient des adolescentes (13-17 ans) et la grande majorité des femmes était mariée. Les accouchées de niveau d'instruction moyen représentaient 46,2 %. Il convient de signaler que 48,4 % d'accouchées ont été vues moins de 4 fois en Consultations Prénatales (CPN).

Dans l'ensemble des structures sanitaires, une proportion de 52,5 % (IC 95 % : 48,4-56,4 %) des accouchées ne connaissaient pas leur statut sérologique au VIH. Dans les structures sanitaires où la PTME était intégrée ,48 % des accouchées ne connaissaient pas leur statut sérologique contre 75 % dans les structures sans PTME.

Parmi celles qui connaissaient leur statut, les modalités du dépistage du VIH ont été les suivantes : dans 19 (6,6 %) cas le test a été imposé à la gestante par le prestataire de CPN ; dans 24 (8,4 %) cas, il a été demandé par les accouchées elles-mêmes lors de leur CPN et dans 243(85 %) cas, il a été proposé par le prestataire et accepté par la gestante.

Tableau 3 : Causes ayant empêché la réalisation du dépistage du VIH chez les accouchées à Lubumbashi en 2010

Causes de non réalisation du dépistage du VIH en CPN*	n=316	%
Test non demandé par les prestataires des CPN	83	26,2
Manque d'information	54	17,1
Couple fidèle et confiant	43	13,6
Test sans intérêt pour l'accouchée	39	12,3
Test déjà fait antérieurement **	22	7,0
Confiant en son statut	21	6,6
Sans raison	21	6,6
Manque d'argent	8	2,5
Service non disponible dans le site de CPN	8	2,5
Irrégularité aux CPN	5	1,6
Dépendance de la décision du mari	4	1,3
Peur de connaître sa sérologie VIH	4	1,3
Mauvaise organisation du service	3	1,0
CPN non suivies	2	0,6
Mauvaise communication entre le prestataire et la cliente	2	0,6

*CPN : Consultations Prénatales

** Test déjà fait antérieurement signifie : avant le mariage ou cette grossesse ou dans une autre circonstance.

Selon les déclarations des accouchées décrites dans le tableau 3, les causes majeures qui ont empêché la réalisation du dépistage du VIH étaient : le dépistage du VIH n'a pas été proposé par les prestataires lors des CPN (26,2 %), le manque d'information (16,5 %), la fidélité du couple (13,6 %) et le manque d'intérêt pour ce test (12,3 %).

Tableau 4 : Facteurs associés au statut sérologique VIH inconnu des accouchées à Lubumbashi 2010.

Paramètres	Statut sérologique VIH Méconnu (%)	OR bruts	OR ajustés*
Age de l'accouchée			
Adulte (n=585)	52,5	1,0	1,0
Adolescentes (13-17 ans) (n=17)	52,9	1,0 (0,3-3,1)	1,1 (0,4-3,1)
Etat matrimonial			
Mariée (n=543)	52,3	1,0	1,0
Non mariée (n=59)	50,0	0,9 (0,5-1,7)	0,9 (0,4-1,6)
Niveau d'instruction			
Moyen et supérieur (n=323)	46,8	1,0	1,0
Bas (n=279)	59,1	1,6 (1,2-2,3)	1,5 (1,1-2,1)
Niveau socioéconomique			
Moyen et élevé (n=319)	49,2	1,0	1,0
Faible (n=283)	56,2	1,3 (0,9-1,8)	1,1 (0,7-1,5)
Antécédents gynécologiques			
Oui (n=391)	51,9	1,0	1,0
Non (n=211)	53,6	1,1 (0,7-1,5)	1,0 (0,7-1,4)
Parité (nombre d'enfant)			
≥3 (n=364)	54,4	1,0	1,0
≤2 (=238)	49,6	0,8 (0,6-1,2)	0,8 (0,6-1,2)
Suivi des CPN			
Oui (n=575)	50,8	1,0	1,0
Non (n=27)	88,9	7,8 (2,3-40,1)	5,8 (1,7-19,8)
Connaissance de la transmission verticale pendant l'accouchement			
Oui (n=446)	48,7	1,0	1,0
Non (n=156)	63,5	1,8 (1,2-2,7)	1,5 (1,0-2,4)
Connaissance de la transmission verticale pendant l'allaitement			
Oui (n=424)	49,8	1,0	1,0
Non (n=178)	59	1,5 (1,0-2,1)	1,2 (0,7-1,7)

*OR ajutés par rapport l'âge, état matrimonial, niveau d'instruction, niveau socioéconomique, antécédents gynécologiques et parité et le niveau de connaissance de la PTME de l'accouchée au moyen de la régression logistique; IC: Intervalle de Confiance

Du tableau 4, il se dégage que la proportion des accouchées avec un statut sérologique inconnu au VIH était significativement plus élevée chez celles qui n'avaient pas suivi de CPN, chez celles de bas niveau d'instruction et chez celles qui ne savaient pas que la transmission verticale du VIH se faisait au moment de l'accouchement.

Sur 316 accouchées qui n'avaient pas fait le dépistage du VIH lors des CPN, 62,7 % (IC 95 % : 57,3-68,3 %) étaient disposées à le faire à la maternité si on le leur proposait.

3.1.4. Discussion

Parmi les accouchées interrogées, 52,5 % ne connaissent pas leur statut sérologique au VIH. Cette proportion est supérieure à celle observée dans 6 hôpitaux et centre de santé du Zimbabwe en 2006 (45,2 %) [11]. Et pourtant, pour réduire les risques de transmission verticale du VIH, les mères doivent connaître leur statut vis à vis du VIH. Le postulat sous-jacent est que les femmes enceintes qui se savent infectées par le VIH ont plus de chance d'être motivées à se soucier de leur santé et celle de leurs futurs enfants. La méconnaissance du statut sérologique de la femme enceinte jusqu'à l'accouchement, constitue donc un obstacle à la lutte contre la transmission verticale du VIH. Car le test de dépistage du VIH est le point d'entrée pour les interventions spécifiques de la PTME. A titre d'exemple, l'OMS [12] recommande que : «toutes les femmes enceintes infectées par le VIH qui n'ont pas besoin de traitement pour leur propre santé ont besoin d'une stratégie efficace de prophylaxie par les antirétroviraux pour prévenir la transmission du VIH à leurs enfants. Cette prophylaxie doit commencer dès la 14ème semaine de grossesse ou dès que possible chez les femmes qui se présentent tard au cours de la grossesse, au cours du travail ou de l'accouchement ». A l'heure actuelle, aucune femme ne devrait accoucher dans les zones à haute prévalence sans être dépistée au VIH. C'est une « opportunité manquée ».

Plusieurs facteurs entrent en ligne de compte pour expliquer cette proportion élevée de femmes au statut sérologique VIH inconnu. Certains sont liés au service et d'autres à la communauté ou à la femme enceinte elle-même. Ces facteurs sont associés à l'acceptabilité du dépistage du VIH aux CPN. L'acceptation du test est faible en cas de longue période d'attente avant les consultations et lorsque le nombre de conseillers est insuffisant [13,14]. Les modalités du dépistage jouent également un rôle important. Dans 8 % des cas, il a été demandé par les accouchées elles-mêmes lors de CPN. Lorsque le dépistage est rarement demandé, peu de personnes connaîtront leur statut sérologique au VIH [15]. Les études récentes ont montré une corrélation entre le dépistage du VIH chez les gestantes et la stratégie utilisée. Les programmes qui attendent que la demande vienne de la femme enceinte (opt-in) présentent des faibles proportions de dépistage par rapport à ceux qui proposent systématiquement le test à toutes les femmes enceintes aux CPN de routine (opt-out) [16,17]. Cependant, la proposition devrait se faire de manière à permettre à la femme enceinte d'accepter librement ce test.

Dans le même ordre d'idées, un service de mauvaise qualité peut conduire les femmes enceintes à abandonner les consultations après les résultats du dépistage et à ne plus être couvertes par les étapes suivantes [14] . C'est le cas d'une communication des résultats du test longtemps après le prélèvement de l'échantillon par exemple. Dans le cas de la ville de Lubumbashi, le *counseling* est dévolu à des personnes formées, qui du reste sont relativement peu nombreuses. Ceci est dû au fait que ces services ont été introduits verticalement dans les structures par des ONG, en limitant le nombre de personnes à former. Vu la fréquentation élevée des services, il existe des risques de surcharge et de fatigue pouvant altérer la qualité du travail. Pour palier à cette situation, le gouvernement devrait y investir suffisamment pour former les prestataires de soins en salle de travail.

Selon les accouchées interrogées (tableau 2), parmi les causes ayant empêché la réalisation du dépistage du VIH nous notons : le test non proposé par les prestataires de CPN, le manque d'information , la fidélité du couple et le manque d'intérêt de ce test. Certaines de ces causes sont similaires à celles avancées par Moth et al [13], Kalichman et al [18] et Muchedzi et al [19] dans leurs études respectives. Ceci montre d'une part la nécessité d'une sensibilisation de la population centrée sur la PTME et d'autre part, une organisation de service pouvant augmenter son accessibilité géographique, socioculturelle et financière.

En ce qui concerne les facteurs favorisant une bonne acceptabilité du dépistage du VIH, plusieurs auteurs retiennent la perception du bénéfice de l'examen, la confidentialité des résultats, la disponibilité des antirétroviraux, une bonne information sur le Sida, l'existence des services de PTME dans le milieu et l'approche du dépistage adaptée au contexte [18,20].

De manière significative, dans cette étude, le statut sérologique du VIH inconnu était élevé chez celles qui n'avaient pas suivi de CPN, les moins instruites et celles qui ne savaient pas que la transmission verticale du VIH se faisait au moment de l'accouchement (tableau 3). Des résultats semblables ont été obtenus par Perez et al [16]. Un niveau d'étude secondaire et l'existence d'un service de PTME à l'endroit des CPN étaient associés positivement à l'acceptabilité du test de dépistage au VIH. Pour expliquer ces observations, le niveau socioéconomique et d'instruction bas sont des obstacles à l'utilisation de service de santé maternelle et infantile [21]. Notons que dans notre série, 51,6 % des accouchées ont bénéficié de 4 CPN au moins. Il est important pour le prestataire d'avoir des bonnes connaissances sur les soins prénataux focalisés permettant d'assurer le bon suivi du couple mère-enfant. Dans cette approche, l'accent est mis sur la qualité des consultations plutôt que sur le nombre. Le prestataire doit aider les femmes enceintes et leurs partenaires sexuels masculins à prévenir la transmission verticale du VIH. Au demeurant, parmi les accouchées dont le statut sérologique du VIH était inconnu, 62,9 % ont déclaré qu'elles accepteraient le dépistage du VIH même à la maternité.

Ceci prouve la disposition des femmes à connaître leur statut sérologique. Il appartient donc, au service de répondre à ce besoin. En salle de travail, un dépistage de rattrapage du VIH pouvait être proposé à cette catégorie de femmes [22].

Limite de l'étude

Notre enquête a porté seulement sur les accouchées présentes au moment de l'investigation dans les maternités. Cela constitue une faiblesse liée à la nature d'une étude transversale. Malgré cette limite, c'est le premier travail réalisé dans notre milieu, qui détermine l'importante proportion d'accouchées qui ne connaissent pas leur statut sérologique VIH et les déterminants de ce statut, à cette époque où la transmission mère- enfant doit être éradiquée.

3.1.5. Conclusion

La proportion des femmes qui accouchent sans connaître leur statut sérologique au VIH est encore importante, malgré le fait que le dépistage du VIH soit proposé lors des CPN. A l'heure actuelle, aucune femme ne devrait accoucher dans les zones à haute prévalence sans être dépistée au VIH. C'est une « opportunité manquée ».

Remerciements

Les auteurs remercient la Coopération Technique Belge (CTB) pour avoir financé cette étude et les autorités sanitaires de la ville de Lubumbashi pour leur soutien.

Conflit d'intérêts

Il n'y a pas eu de conflit d'intérêt au cours de cette étude.

Contribution des auteurs

Tous les auteurs de cet article ont apporté une contribution significative à la conception, à la mise en œuvre et /ou à l'analyse et à l'interprétation des données, à l'élaboration de l'article ou à la révision critique de son contenu intellectuel. Les auteurs approuvent la version soumise au *Pan African Medical Journal.*

Références

1. Zoung-Kanyi Bissek A-C, Yakana IE, Monebenimp F, Chaby G, Akondeng L, Angwafor SA, et al. Knowledge of Pregnant Women on Mother-to-Child Transmission of HIV in Yaoundé. Open AIDS J. 2011;5:25–28.

2. Lala M, Merchant R. Vertical Transmission of HIV–An Update. Indian J Pediatr. 2010;1–7.

3. Sandgren E, Sandgren S, Urazalin M, Andersson R. HIV/AIDS awareness and risk behaviour among pregnant women in Semey, Kazakhstan, 2007. BMC Public Health. 2008;8(1):295.

4. Torpey K, Kabaso M, Kasonde P, Dirks R, Bweupe M, Thompson C, et al. Increasing the uptake of prevention of mother-to-child transmission of HIV services in a resource-limited setting. BMC Health Ser Res. 2010;10(1):29.

5. Maclean CC, Stringer JSA. Potential cost-effectiveness of maternal and infant antiretroviral interventions to prevent mother-to-child transmission during breast-feeding. J Acquir Immune Defic Syndr. 2005;38(5):570.

6. Kinuthia J, Kiariie JN, Farquhar C, Richardson BA, Nduati R, Mbori-Ngacha D, et al. Uptake of prevention of mother to child transmission interventions in Kenya: health systems are more influential than stigma. J Int AIDS Soc. 2011;14(1):61.

7. PNLS. Rapport épidémiologique de surveillance du VIH chez les femmes enceintes fréquentant les structures de CPN en 2009. Kinshasa: PNMLS; 2010.

8. Kabamba Mulongo L, Schirvel C, Mukalay wa Mukalay A, Dramaix Wilmet M. Acceptation du test de dépistage du VIH dans le cadre du programme de prévention de la transmission du VIH de la mère à l'enfant en République Démocratique du Congo. Rev Epidemiol Santé Publique. 2010;58(5):313–321.

9. Mwembo Tambwe A Nkoy. Acceptabilité du dépistage volontaire du VIH chez les femmes enceintes de l'hôpital général de référence de Kenya à Lubumbashi en République Démocratique du Congo (Dissertation. MDC). Anvers. Institut de Médecine tropicale ; 2007.

10. Ministère du Plan et de la Reconstruction. Enquête nationale sur la situation des enfants et des femmes, MICS2/2001. Kinshasa: 2002.

11.Bryant Borders AE, Eary RL, Olszewski Y, Statton A, Handler A, Cohen MH, et al. Ready or not--intrapartum prevention of perinatal HIV transmission in Illinois. Matern Child Health J. 2007;11(5):485–493.

12.OMS.Conseils rapides sur l'utilisation des antiretroviraux pour traiter la femme enceinte et prevenir l'infection à VIH chez l'enfant .Génève ; 2010 .

13. Moth IA, Ayayo ABCQ, Kasele IH. Assessment of utilization of PMTCT services at Nyanza Provincial Hospital, Kenya. SAHARA J. 2005;2(2):244–250.

14. Castle S. Doubting the existence of AIDS: a barrier to voluntary HIV testing and counselling in urban Mali. Health Policy Plan. 2003;18(2):146–255.

15. ONUSIDA. Guide du conseil et du dépistage du VIH a` l'initiative du soignant dan.

16. Perez F, Zvandaziva C, Engelsmann B, Dabis F. Acceptability of routine HIV testing (« opt-out ») in antenatal services in two rural districts of Zimbabwe. J. Acquir. Immune Defic. Syndr. 2006;41(4):514–520.

17. Jayaraman GC, Preiksaitis JK, Larke B. Mandatory reporting of HIV infection and opt-out prenatal screening for HIV infection: effect on testing rates. CMAJ. 2003;168(6):679–682.

18. Kalichman S, Simbayi L. HIV testing attitudes, AIDS stigma, and voluntary HIV counselling and testing in a black township in Cape Town, South Africa. Sex Transm Infect. 2003;79(6): 442–447.

19. Muchedzi A, Chandisarewa W, Keatinge J, Stranix-Chibanda L, Woelk G, Mbizvo E, et al. Factors associated with access to HIV care and treatment in a prevention of mother to child transmission programme in urban Zimbabwe. J Int AIDS Soc. 2010;13:38.

20. Pai NP, Tulsky JP, Cohan D, Colford JM Jr, Reingold AL. Rapid point-of-care HIV testing in pregnant women: a systematic review and meta-analysis. Trop. Med. Int. Health. 2007;12(2):162–173.

21. Barigye H, Levin J, Maher D, Tindiwegi G, Atuhumuza E, Nakibinge S, et al. Operational evaluation of a service for prevention of mother-to-child transmission of HIV in rural Uganda: barriers to uptake of single-dose nevirapine and the role of birth reporting. Trop. Med. Int. Health. 2010;15(10):1163–1171.

22. Mandelbrot L, Tubiana R, Matheron S. Grossesse et infection VIH. In: Girard PM, Katlama C,Piloux G, editors .VIH édition 2011. Paris: Doin Editeur; 2011; 587–614.

3.2. Connaissances, Attitudes et Pratiques des prestataires des soins de la salle d'accouchement en rapport avec la Prévention de la Transmission du VIH de la Mère à l'Enfant à Lubumbashi

Mwembo-Tambwe N.A[1,2,3*], Kalenga P[1,2], Donnen P[3], Chenge F [1,2], Humblet P[3], Dramaix M [3], Buekens P [3,4]

Article publié en Mai 2012 dans la revue de Médecine d'Afrique Noire.

Correspondance: *Albert Mwembo-Tambwe a Nkoy

       E-mail: albertmwembotambwe2008@yahoo.fr

Institution à laquelle le travail est attribué :

       Université Libre de Bruxelles : Ecole de Santé Publique

       Adresse : Campus Erasme, Route de Lennik 808, B-1070 Bruxelles, Belgique

1. Département de gynécologie et obstétrique, Faculté de médecine de l'Université de Lubumbashi, RD Congo

2. Ecole de santé Publique, Université de Lubumbashi, RD Congo

3. Ecole de santé publique de l'Université libre de Bruxelles, Belgique

4. School of Public Health and Tropical Medicine, Tulane University, New Orleans, Louisiana, USA

Résumé

Objectif

Evaluer le niveau de Connaissance, Attitude et Pratique (CAP) des prestataires des maternités en rapport avec la Prévention de la Transmission du VIH de la Mère à l'Enfant (PTME) à Lubumbashi.

Méthodologie

C'est une étude transversale descriptive réalisée dans 27 maternités de Lubumbashi en Avril 2010. L'échantillon était constitué de 153 prestataires travaillant dans ces maternités et qui ont été interrogés sur leur CAP en rapport avec la PTME. Pour faire cette évaluation, un score de 24 points a été classé en «suffisant» ou « insuffisant» selon qu'il était d'au moins 12 ou inférieur à 12.

Résultats

Le niveau de CAP de la PTME des prestataires des maternités à Lubumbashi est suffisant dans seulement 8,5 % des cas. La proportion de prestataires avec un niveau CAP suffisant était significativement plus élevé chez les universitaires que chez les non universitaires (Odds Ratio ajusté [ORa] = 8,6; Intervalle de Confiance [IC] 95% : 1,6-47,5) et dans les maternités où la PTME était intégrée (OR = 4,5 ; IC 95% : 1,3-18,4).

Conclusion

Le niveau de Connaissance, Attitude et Pratique en matière de PTME est très faible chez les prestataires affectés dans les maternités à Lubumbashi. Il y a nécessité d'organiser des formations pour les prestataires de ces services.

Mots clés : Attitude, Connaissance, Infection du VIH, Prévention de la transmission mère-enfant.

Knowledge, Attitude and Practice of labor room care providers about prevention of mother to child transmission of HIV in Lubumbashi

Abstract

Objective:

To estimate the level of Knowledge, Attitude and Practices (KAP) of health providers in Lubumbashi labor rooms about Prevention of Mother-to-Child Transmission of HIV (PMTCT).

Methods:

This is a cross-sectional survey made up of 153 nurses/midwives, who were working in 27 Lubumbashi hospitals maternities in April 2010. Data were collected through the use of a self administered questionnaire on PMTCT. A scale of 24 points was classified "sufficient " or " insufficient" when the score was above 12 or lower than 12, respectively.

Results:

The level of KAP of the PMTCT of Lubumbashi hospital maternities health providers was sufficient in only 8.5 %. The level of KAP was significantly more important among the university educated health providers (Adjusted Odds Ratio [AOR] 8.6; Confidence Interval [CI] 95 %: 1.6-47.5) and in the hospitals where the PMTCT was integrated (AOR=4.5; IC 95 %: 1.3-18.4).

Conclusion:

The level of Knowledge, Attitude and Practices in PMTCT is very low among health providers in Lubumbashi hospital maternities. There is a need to organize training for the health providers of these services.

Keys words : Attitude, Knowledge, Practice, Prevention of mother-to-child transmission, HIV infection, Lubumbashi.

3.2.1. Introduction

D'après Falnes et al [1] ,90 % d'enfants vivant avec le VIH ont été infectés par leurs mères. En République Démocratique du Congo (RDC), pour lutter contre la transmission du VIH de la mère à l'enfant, la politique nationale a intégré la Prévention de la Transmission du VIH de la Mère à l'Enfant (PTME) dans le paquet minimum d'activités des Consultations Prénatales (CPN) [2]. Comme dans d'autres pays africains, la couverture de la PTME reste toujours insuffisante [3,4].

Lubumbashi est une ville située dans le Sud-Est de la RDC. La prévalence du VIH chez les femmes enceintes est de 4,6 % [5], Elle est classée parmi les villes à haute prévalence du VIH du pays. En 2011, la ville comptait 25 sites PTME sur 251 structures sanitaires où les femmes accouchent, soit une couverture de 9,9 % [6,7]. En 2007, l'acceptabilité globale du test de dépistage du VIH était de 33,7 % chez les femmes enceintes aux CPN à l'hôpital Kenya de Lubumbashi [8]. D'autre part, toutes les femmes enceintes ne suivent pas correctement les séances de CPN [8,9], et n'y reçoivent pas toujours les soins adéquats [9].. Dans l'enquête *Multiple Indicator Cluster Survey* (MICS3) RDC 2010 [10], seules 44 % des femmes ont déclaré avoir suivi au moins 4 fois les soins prénatals. Il existe donc un nombre élevé d'accouchées au statut sérologique au VIH méconnu. Par conséquent, des accouchements à forte potentialité de transmission verticale du VIH se réalisent, alors que cela pouvait être évité. Pour ce faire, le niveau de Connaissance, Attitude et Pratique (CAP) en matière des recommandations de la PTME devrait aussi être suffisant en salle d'accouchement. Une enquête menée au Nigeria par Ndikom [11], avait révélé que 50 % des sages-femmes et infirmières des maternités et unités de pédiatrie avaient un niveau de connaissance moyen en matière de la PTME. À notre connaissance aucune étude visant à évaluer le niveau de Connaissance, Attitude et Pratique des prestataires de soins des maternités n'a encore été réalisée en RDC et plus particulièrement à Lubumbashi.

L'objectif de cette étude était d'apprécier le niveau de CAP des prestataires de maternités sur la prévention de la transmission du VIH de la mère à l'enfant à Lubumbashi.

3.2.2. Méthodologie

Ce travail repose sur une étude transversale et descriptive réalisée dans les maternités de Lubumbashi au cours du mois d'avril 2010.

Cette enquête a été menée dans les maternités de 27 structures de santé dont 12 hôpitaux et 15 centres de santé et polycliniques privées. Nous avons procédé d'abord à une stratification des structures selon les zones de santé ; ensuite, nous avons sélectionné les structures en tenant compte de leur appartenance institutionnelle au gouvernement ou non [12]. Dans chaque structure retenue, tous les prestataires de soins présents le jour de l'enquête et remplissant le critère d'inclusion (avoir au moins une expérience professionnelle d'une année dans le service) était interrogés. Au total, 160 prestataires ont été interviewés. Après vérification, 7 questionnaires ont été déclassés (mal remplis). Ainsi, 153 prestataires de soins ont été retenus. Estimant que 50 % [11] des prestataires de soins en salle d'accouchement ont une connaissance suffisante en PTME avec un intervalle de confiance de 95 %, une taille d'échantillon de 153 nous permet une estimation avec une précision de ± 8 %.

Les données étaient recueillies à l'aide d'un questionnaire auto-administré contenant des questions relatives à la PTME et aux bonnes pratiques obstétricales : les voies et moment de la transmission verticale, les moyens pour éviter les nouvelles infections au VIH chez les nouveau-nés au cours de la grossesse et de l'accouchement, les pratiques obstétricales qui augmentent le risque de transmission verticale et celles qui contribuent à la réduction de ce risque [13,14], le respect de ces pratiques par les prestataires de soins, la proposition de la planification familiale et des consultations post-natales aux accouchées avant leur sortie de la maternité.

Pour apprécier le niveau de CAP, un score de 24 points a été constitué à partir de la connaissance des voies (3 points) et moments de la transmission verticale (3 points) , des moyens pour éviter les nouvelles infections au VIH chez les nouveau-nés au cours de la grossesse et de l'accouchement (3 points) , des pratiques obstétricales qui augmentent le risque de transmission verticale (6 points) et celles qui contribuent à la réduction du risque de transmission verticale (6 points), le respect de ces pratiques par les prestataires de soins (1 point), la proposition des prestations de planification familiale (1 point) et des consultations post-natales (1point) aux accouchées avant leur sortie de la maternité. La cotation de chaque question tient compte du nombre minimum de bonnes réponses attendues [15]. Le niveau de CAP a été classé en niveau « suffisant » si le score obtenu était d'au moins 12 ou « insuffisant» s'il était inférieur à 12. Avant de commencer l'enquête, le questionnaire a été pré-testé et le calcul du score a été accepté de manière consensuelle par les autorités sanitaires locales (Médecin chef de district et Coordinatrice provinciale de la PTME Katanga) et les responsables de deux organisations non gouvernementales (AMKA, Femme SIDA) et un délégué local de la Coopération Technique Allemande impliqués dans la PTME à Lubumbashi. Nous avons appelé ce score le « Niveau de CAP ».

Pour analyser les résultats, nous avons eu recours au calcul de proportions, de la médiane (avec les quartiles inférieur Q_1 et supérieur Q_3) et des associations entre le niveau d'instruction (avoir un diplôme d'université ou non), l'expérience professionnelle des prestataires (en années de service), la formation reçue en PTME ou santé maternelle, la responsabilité du prestataire (être chef d'unité ou non), l'intégration d'un service de PTME au niveau de cette structure et le Niveau de CAP (variable dépendante). Une régression logistique du Niveau de CAP a été réalisée en incluant la formation reçue en PTME (facteur d'exposition principal) et les variables socio- professionnelles (confondantes potentielles gardées dans le modèle dans une approche explicative).

Pour apprécier l'attitude des prestataires en rapport avec la PTME, nous nous sommes référés à la réponse à la question de savoir si le prestataire respectait les pratiques qui contribuent à la réduction de la transmission du VIH de la mère à l'enfant dans sa structure sanitaire. Lorsque le prestataire déclarait qu'il respectait toujours ces pratiques (la mise en œuvre de ces bonnes pratiques évaluée à l'aide d'une échelle allant du jamais à toujours), la réponse était notée : « attitude favorable » et dans le cas contraire, « attitude défavorable». Ensuite, nous avons analysé les associations entre les connaissances citées ci haut et le respect de ces pratiques par les prestataires de soins.

En outre, nous avons analysé successivement les propositions de Planification Familiale (PF) et de consultations post-natales faites par les prestataires de soins aux accouchées. Les associations entre la proposition de prestation de planification familiale (ou les consultations post-natales) aux accouchées et les caractéristiques socio- professionnelles suivantes: le niveau d'instruction, la responsabilité, l'expérience professionnelle, la formation suivie en PTME et Santé de la Reproduction ont été recherchées. L'ajustement par la régression logistique a été réalisé entre la proposition systématique de prestation de Planification Familiale comme variable dépendante et la formation reçue en PTME (facteur d'exposition principal) et les caractéristiques socioprofessionnelles étant incluses dans le modèle comme variables de confusion potentielle. Pour vérifier l'adéquation de chaque modèle final de régression, le test d'ajustement de Hosmer et Lemeshow a été appliqué. Le seuil de signification a été fixé à $p < 0,05$ et les intervalles de confiance à 95 %. Les données ont été encodées dans Epi-info 3.4.1 et analysées à l'aide du logiciel STATA version 11.

Cette étude a été autorisée par le comité d'éthique de l'Université de Lubumbashi. Les autorités sanitaires de la ville ont donné leur accord écrit. L'accord verbal de participer à l'étude a été obtenu librement et de façon éclairée auprès des prestataires enrôlés.

3.2.3. Résultats

Dans notre échantillon d'étude, la proportion de prestataires de niveau universitaire était la plus élevée (54 %). La médiane d'âge des prestataires de soins interrogés était de 38 ans ($Q_1 = 30$, $Q_3 = 45$ans).
La médiane de l'expérience professionnelle en années révolues de service était de 6 ans ($Q_1 = 2$ ans, $Q_3 = 12$ ans). Les infirmières chef représentaient 20,1 %

Les prestataires de soins de la maternité ayant suivi une formation en PTME étaient minoritaires (24,8 %). Environ 33,3 % de prestataires avaient déjà suivi au moins une autre formation en santé maternelle (SOUB : Soins Obstétricaux d'Urgence de Base ; SOUC : Soins Obstétricaux d'Urgence Complet ; SONU : Soins Obstétricaux et Néonataux d'Urgence et SR : Santé de la Reproduction).

Le niveau de CAP de la PTME des salles d'accouchement à Lubumbashi est estimé suffisant chez 8,5 % (IC 95 % : 4,6 -14,1 %) des prestataires de soins de la maternité.

Tableau 5 . Association entre les facteurs sociodémographiques et professionnels des prestataires de la salle d'accouchement et le niveau de Connaissance, Attitude et Pratique en rapport avec la PTME à Lubumbashi en 2010

Facteurs	Niveau de CAP Suffisant %	OR (IC 95 %)	OR ajusté* (IC 95 %)
Age du prestataire			
<40 ans (n=89)	5,6	1,0	1,0
≥ 40 ans (n=63)	11,1	2,1 (0,5-8,8)	2,7(0,7-10,6)
Niveau d'étude des prestataires			
Non universitaire (n=69)	2,9	1,0	1,0
Universitaire (n=84)	13,1	4,9 (1,0-47,4)	8,6 (1,6-47,5)
Expérience professionnelle en année de service			
< 5ans (n=68)	4,4	1,0	1,0
≥5ans (n=85)	11,8	2,9 (0,7-16,9)	3,1(0,7-13,7)
Formation reçue en PTME			
Non Suivie (n=115)	6,1	1,0	1,0
Suivie (n =38)	15,8	2,9 (0,8-10,8)	1,7 (0,4-6,9)
Autre formation reçue en santé maternelle			
Aucune (n=102)	7,8	1,0	1,0
Au moins une formation (n=51)	9,8	1,3 (0,3-4,7)	0,8 (0,2-3,6)
Responsabilité du prestataire			
Non responsable (n=119)	7,6	1,0	1,0
Responsable (n=34)	11,8	1,6 (0,3-6,3)	1,0 (0,2-4,0)
Intégration d'un service de PTME dans la structure sanitaire**			
Non (n= 86)	3,5	1,0	
Oui (n=67)	14,9	4,5 (1,3-18,4)	

*OR ajutés par rapport aux facteurs sociodémographiques et professionnelles par la régression logistique ; IC : Intervalle de Confiance.

**Cette variable institutionnelle n'a pas été mise dans le modèle logistique

La proportion de prestataires de soins avec un niveau de CAP suffisant était significativement plus élevée chez les universitaires que chez les non universitaires et *l'odds ratio* ajusté (ORa) atteignait presque 9. Le niveau de CAP était meilleur dans les maternités où la PTME était intégrée. Mais par rapport à l'appartenance gouvernementale ou non des structures de soins étudiées, le niveau de CAP suffisant n'a pas montré de différence statistiquement significative (OR = 0,5 ; IC 95 % : 0,1-1,7 %).

La connaissance des voies de transmission du VIH de la mère à l'enfant et celle des moments de risque élevé de cette transmission ont été suffisantes dans respectivement 21 % et 8,5 % des réponses obtenues.

Les mesures visant à éviter des nouvelles infections chez le nouveau-né en période périnatale ont été citées de manière suffisante dans 30,7 % des réponses obtenues. Les bonnes pratiques obstétricales qui contribuent à la réduction de la transmission verticale ont été commentées suffisamment dans 14,4 % des réponses reçues.

Sur 153 prestataires des soins interrogés sur leurs attitudes vis-à-vis des bonnes pratiques obstétricales pour éviter la transmission du VIH de la mère à l'enfant, 64,7 % (IC 95 % : 56,6-72,3 %) ont déclaré avoir une « attitude favorable ».

Tableau 6 . Associations entre les connaissances et attitudes favorisant la réduction de la transmission du VIH de la mère à l'enfant à Lubumbashi, en 2010

Connaissance sur la transmission du VIH de la mère à l'enfant	Attitude Favorable %	OR (IC 95 %)	OR ajustés* (IC 95 %)
Connaissance des voies de transmission du VIH de la mère à l'enfant			
Suffisant (n=33)	60,6	1,0	1,0
Insuffisant (n=120)	65,8	1,3 (0,6-2,8)	1,4 (0,5-2,6)
Connaissance du moment du risque élevé de la transmission du VIH de la mère à l'enfant			
Suffisant (n=13)	53,8	1,0	1,0
Insuffisant (n=140)	65,7	1,6 (0,5-2,2)	1,5 (0,5-4,7)
Connaissance des mesures visant à éviter les nouvelles infections du VIH chez le nouveau-né au cours de la grossesse et accouchement			
Suffisant (n=47)	63,8	1,0	1,0
Insuffisant (n=106)	65,1	1,0 (0,5-2,2)	1,0 (0,5-2)
Connaissance des pratiques obstétricales qui contribuent à la réduction du risque de transmission du VIH de la mère à l'enfant au cours de l'accouchement			
Suffisant (n=22)	54,5	1,0	1,0
Insuffisant (n=131)	66,9	1,7 (0,7-4,1)	1,4 (0,5-3,7)
Connaissance des pratiques obstétriques qui augmentent le risque de transmission du VIH de la mère a l'enfant au cours de l'accouchement			
Suffisant (n=15)	53,3	1,0	1,0
Insuffisant (n=138)	65,9	1,7 (0,6-5)	1,3 (0,4-4,5)

*OR ajustés pour toutes les connaissances par la régression logistique. IC : intervalle de confiance.

Du tableau 6, il se dégage qu'une « attitude favorable » du prestataire de soins n'est pas associée statistiquement au niveau de connaissance.

Parmi les prestataires de soins interrogés sur la proposition « systématique » de la planification familiale chez les accouchées, 53,6 % ont déclaré l'avoir faite.

Tableau 7. Association entre la proposition de prestation de planification familiale et les facteurs professionnels des prestataires des maternités à Lubumbashi, en 2010

Caractéristique professionnels et du service	Proposition Systématique de la PF %	OR (IC 95 %)	OR ajustés*
Niveau d'instruction			
Non universitaire (n=69)	65,2	1,0	1,0
Universitaire (n=84)	44,0	0,4 (0,2-0,9)	0,5 (0,2-1,0)
Expérience professionnelle en année de service rendu			
< 5 ans (n=68)	41,2	1,0	1,0
≥ 5ans (n=85)	63,1	2,5 (1,2-5,0)	1.8 (0,9-3,8)
Formation suivie en PTME			
Non (n=115)	52,2	1,0	1,0
Oui (n=38)	57,9	1,2 (0,6-2,8)	1.5 (0,6-4,0)
Formation suivie en Santé de la Reproduction			
Non (n=126)	50,8	1,0	1,0
Oui (n=27)	66,7	1,9 (0,4-5,2)	1,6 (0,6-4,2)
Responsabilité du prestataire			
Non (n=34)	55,9	1,0	1,0
Oui (n=119)	52,9	1,2 (0,4-2,6)	1,3 (0,6-3,0)
Intégration d'un service de PTME dans la structure sanitaire†			
Non (n=86)	44,2	1,0	
Oui (n=67)	65,7	2,2 (1,3-4,7)	

*IC : Intervalle de Confiance.

**OR ajutés par rapport aux facteurs sociodémographiques et professionnels par la régression logistique

†Cette variable institutionnelle n'a pas été mise dans le modèle logistique

Il se dégage du tableau 7 que la proposition systématique de la planification familiale est statistiquement plus élevée chez les prestataires ayant une expérience professionnelle de 5 ans et plus que chez ceux qui en ont moins et dans les structures où la PTME était intégrée. Mais après ajustement, aucune variable n'était plus associée à cette proposition systématique.

La consultation postnatale était «systématiquement » proposée aux accouchées par 65,4 % des prestataires des soins interrogés. De tous les facteurs professionnels étudiés, seule la formation suivie en santé de la reproduction était associée statistiquement à la proposition systématique d'une consultation post-natale (85,2 versus 61,1 %) aux accouchées (ORa = 3,5; IC 95 % : 1,1-11).

3.2.4. Discussion

Dans notre étude, seuls 8,5 % des prestataires des soins de la salle d'accouchement à Lubumbashi ont un niveau de CAP de la PTME suffisant. Ce chiffre traduit le niveau de connaissance et pratique réel de notre milieu en cette matière. Le questionnaire avait fait l'objet d'un pré-test avant son administration et le calcul du niveau CAP a été accepté de manière consensuelle par les autorités sanitaires locales et responsables de deux organisations non gouvernementales et un délégué local de la Coopération Technique Allemande impliqués dans la PTME à Lubumbashi.

Au niveau Africain, cette proportion est nettement inferieure à celle obtenue par Ndikom [11] à Owerri au Nigeria. Dans sa série, 50 % des sages femmes et infirmières des maternités et unités de pédiatrie avaient un niveau de connaissance moyen en matière de la PTME. Il signale que cela serait dû à plusieurs formations et séminaires organisés à leur attention dans le cursus de leurs études et professions. A Tamatave (Madagascar), Hentgen [15] avait observé qu'à peine un tiers du personnel de santé interrogé connaissait le rôle de l'allaitement maternel dans la contamination du VIH de l'enfant.

Ce niveau de CAP est trop bas pour espérer une prise en charge optimale des parturientes, susceptible de contribuer à la réduction de la transmission verticale du VIH. En pratique, la salle d'accouchement regroupe toutes les circonstances susceptibles de contribuer à une transmission du VIH chez l'enfant ou chez d'autres personnes. Environ 60-70 % des cas de transmission périnatale du VIH surviennent à la fin de la grossesse ou pendant l'accouchement [9]. Les parturientes et leurs accompagnants demandent quelques fois des informations sur la transmission verticale du VIH lorsqu'ils craignent d'avoir un nouveau-né contaminé par ce virus. Les prestataires de soins de la salle d'accouchement sont bien placés pour conseiller et dépister cette population.

Concernant les facteurs associés au niveau de CAP, il se dégage que la proportion de prestataires avec un niveau « suffisant » était significativement plus élevé chez ceux de niveau universitaire que chez les non universitaires. Ceci pourrait être dû aux enseignements plus approfondis sur la thématique VIH/SIDA reçus pendant les études. Même dans la population générale, Yongsi [17] avait observé une association entre la santé et le niveau d'instruction. Le niveau de CAP était meilleur dans les maternités où la PTME était intégrée.

Comme premiers fournisseurs de soins maternels et néonataux, les prestataires de la salle d'accouchement jouent un rôle très important dans la lutte contre la mortalité maternelle et le VIH/SIDA [18]. Il est donc indispensable pour ces prestataires d'avoir une connaissance suffisante concernant cette maladie : le mode de transmission lors de l'accouchement et en post-natale, les mesures préventives et les pratiques obstétricales à moindre risque [13, 14,19].

Or dans cette étude, le niveau de connaissance reste « insuffisant» pour toutes les questions posées aux prestataires de soins des salles d'accouchement. Ce manque de connaissance ne peut pas permettre d'assurer des soins améliorés pendant le travail et l'accouchement aux femmes séropositives tel que recommandés par l'ONUSIDA [20]. Cette observation trouve son explication dans la politique de mise en œuvre des services PTME en RDC. Ces services ont été introduits de manière verticale dans les différentes structures sélectionnées avec l'appui financier des différents bailleurs de fonds et ONG. En suivant les directives des bailleurs de fond, seuls les prestataires de soins prénatals étaient privilégiés à être formés plus que ceux de la salle d'accouchement. Nous pensons que tous les prestataires de soins de la salle d'accouchement devraient aussi être formés en vue de réduire le risque de transmission verticale du VIH en période périnatale. Car, la transmission verticale du VIH peut être réduite de 40 % par des mesures préventives et prophylactiques adéquates réalisées en salle de travail [9]. Le gouvernement doit aussi mobiliser les ressources nécessaires tant sur le plan financier que matériel pour combler cette lacune.

Dans la présente étude, 64,7 % des prestataires ont montré une attitude favorable vis à vis des pratiques qui contribuent à la réduction de la transmission du VIH de la mère à l'enfant. Nous n'avons pas observé d'association significative entre le niveau de connaissance et les bonnes attitudes. L'impact de la connaissance du SIDA sur les attitudes et pratiques de prestataires est controversé. Les connaissances élevées sur le SIDA ne sont pas toujours associées à une attitude positive. En Lithuanie [21], un programme d'éducation épidémiologique sur le VIH a été conçu pour accroître les connaissances et attitudes positives des infirmières concernant le VIH. A la fin, l'évaluation de ce programme à montré une amélioration du niveau de connaissance sans faire changer les attitudes. A Lagos, Adebajo [22] dans son étude sur les attitudes des prestataires offrant les soins médicaux aux personnes vivant avec le VIH/SIDA, a révélé que 96,3 % des prestataires interrogés avaient une bonne connaissance de VIH/SIDA mais très peu avaient une attitude favorable envers ces malades. Par contre, d'autres travaux ont montré que des connaissances précises sur le SIDA étaient corrélées significativement avec la baisse de l'anxiété suscitée par l'idée de travailler avec des personnes atteintes du SIDA ainsi qu'un comportement professionnel adapté [22]. Ndikom [11] a observé une relation significative entre la connaissance et le comportement en faveur de la prévention de transmission verticale de VIH parmi les infirmiers et sages femmes de la maternité et de la pédiatrie. A Kisumu (République de Kenya), les prestataires de la salle d'accouchement, qui avaient suivi une formation sur les précautions universelles d'asepsie, avaient adopté des attitudes très positives sur ce point [18]. En Californie, il a été observé que des prestataires qui avaient soigné un patient atteint du VIH et qui avaient suivi de façon assidue des conférences et des forums éducatifs sur le SIDA étaient plus à même d'identifier les symptômes, les groupes à risque et les précautions nécessaires [23]. Dans le même sens Ndikom [9], a constaté que le niveau de connaissance était significativement différent entre les prestataires qui avaient soigné une personne atteinte du VIH et ceux qui ne l'avaient jamais fait. A ce propos, outre le niveau de connaissance, il faudrait prendre des mesures qui inciteraient les prestataires à adopter des attitudes positives et bonnes pratiques [23].

Dans l'approche PTME globale [4], la deuxième stratégie pour réduire la transmission du VIH chez le nouveau-né, est d'aider les femmes séropositives à éviter les grossesses non désirées [24]. Il faudrait mettre à leur disposition des méthodes de contraception efficace et leur conseiller d'utiliser des préservatifs même lorsque ce sont des couples où les deux partenaires sont séropositifs [18,25]. Dans la présente étude, 53,6 % des prestataires interrogés déclarent avoir «systématiquement» proposé la planification familiale chez les accouchées. La proposition systématique de la planification familiale est statistiquement plus élevée chez les prestataires ayant une expérience professionnelle de 5 ans et plus que chez ceux qui en ont moins et dans les structures où la PTME était intégrée. Mais après ajustement, aucune variable n'était plus associée à la proposition systématique de la planification familiale. Dans cette logique, nous pensons que si le service de PTME était intégré partout et les prestataires étaient expérimentés et bien formés, l'accouchement serait une autre opportunité de faire entrer les accouchées séropositives dans un programme efficace de planification familiale. Car, l'ONUSIDA conseille de recommander vivement à toutes les femmes séropositives, l'utilisation des préservatifs comme moyen de se protéger et protéger leurs bébés [19].

La consultation postnatale était « systématiquement » proposée chez les accouchées chez 65 % des prestataires interrogés. La formation suivie en santé de la reproduction était associée statistiquement à la proposition systématique d'une consultation post-natale aux accouchées. La stabilité du prestataire dans son poste de travail et la formation en cours d'emploi lui permettent de maitriser son travail et de répondre efficacement aux demandes des malades. Les soins post-natals contribuent à améliorer la santé génésique des accouchées [26]. En principe toute accouchée séropositive devrait revenir en post-natal pour un bon suivi de sa prise en charge [27]. En RDC, deux visites postnatales sont recommandées à ce propos. Au cours des ces visites, le prestataire pourra si nécessaire, référer le couple mère-enfant vers les structures de prise en charge spécifique, insister sur une alimentation équilibrée et la planification familiale [28-30]. C'est une opportunité manquée d'une bonne prise en charge globale de femme séropositive.

Notre enquête était constituée d'un questionnaire auto-administré adressé aux prestataires des maternités en se basant sur la confiance des réponses fournies aux questions. Cela constitue une limite de cette étude. Malgré cette limite, c'est le premier travail réalisé dans notre milieu pour avoir des évidences locales sur le niveau de CAP qui est un facteur déterminant les prestations en salle d'accouchement en rapport avec la PTME, à cette époque de la pandémie du VIH.

3.2.5. Conclusion

Le niveau de Connaissance, Attitude et Pratique de la PTME est très bas dans les salles d'accouchement à Lubumbashi. Tout programme visant la santé du couple mère et enfant devrait prendre en compte la nécessité de renforcement de capacité des prestataires de la salle d'accouchement et d'intégration des programmes. Pour combler cette lacune, une formation des prestataires des salles d'accouchement sur la PTME devrait être organisée.

Conflit d'intérêts

Aucun

Contribution des auteurs

Tous les auteurs de cet article ont apporté une contribution significative à l'élaboration et à la conception et ou à l'analyse et à l'interprétation des données ; à l'élaboration de l'article ou à la révision critique de son contenu intellectuel, et tous les auteurs approuvent la version soumise à la revue de Médecine d'Afrique noire.

Références

1. Falnes EF, Tylleskär T, Paoli MM et al. Mother's knowledge and utilization of prevention of mother to child transmission services in northern Tanzania. J Int AIDS Society 2010; 13:36.

2. PNLS. Rapport annuel 2006. Kinshasa;2007.

3. ONUSIDA/UNICEF/OMS. Vers un accès universel. Etendre les interventions prioritaires liées au VIH/Sida dans le secteur de la santé. Rapport de situation;2009.

4. Nguyen TA, Oosterhoff P, Ngoc YP et al. Barriers to access prevention of mother-to-child transmission for HIV positive women in a well-resourced setting in Vietnam AIDS Res Ther.2008;5-7.

5. PNLS. Rapport épidémiologique de surveillance du VIH chez les femmes enceintes fréquentant les structures de CPN en 2009. Kinshasa: PNMLS; 2010.

6. Chenge M, Van der Vennet J, Porignon D et al. La carte sanitaire de la ville de Lubumbashi, République Démocratique du Congo. Partie II : analyse des activités opérationnelles des structure de soins. Glob Health Promot. 2010; 17:75-84.

7. Kateng M. Kateng M. Rapport de la coordination de la prévention de la transmission du VIH de la Mère à l'enfant du Katanga. Lubumbashi: 2011

8. Mwembo Tambwe A Nkoy. Acceptabilité du dépistage volontaire du VIH chez les femmes enceintes de l'hôpital général de référence de Kenya à Lubumbashi en

République Démocratique du Congo (Dissertation. MDC). Antwerpen : Prince Léopold Institute of Tropical Medicine. 2007.

9. Ministère du Plan et de la Reconstruction. Enquête nationale sur la situation des enfants et des femmes. MICS RDC/ 2010. Résultats préliminaires. Kinshasa.2010.

10. Borders AEB, Eary RL, Olszewski Y et al. Ready or Not-intrapartum prevention of perinatal HIV transmission in Illinois. Matern Child Health J. 2007;11:485-493.

11. Ndikom CM, Onibokun A. Knowledge and behaviour of nurse/midwives in the prevention of vertical transmission of HIV in Owerri, Imo State, Nigeria: across-sectional study. BMC Nurs. 2007;6:1-9.

12. Kapoor A, Kapoor A, Vani SN. Prevention of mother to child transmission of HIV. Indian J Pediatr. 2004; 71:247-251.

13. Lala MM, Merchant R H. Vertical Transmission of HIV-An Update. Indian J Pediatr. 2010; 77:1270-1276.

14. PNMLS. Guide de prestataire de la prévention de la transmission du VIH de la Mère à l'enfant(PTME). Ministère de la Santé. Kinshasa. 2006.

15. Hentgen V, Jaureguiberry S, Ramiliarisoa A et coll. Connaissances, attitudes et pratiques du personnel de santé en matière de VIH/sida à Tamatave (Madagascar). Bull Soc Pathol Exot. 2002;95(2):103-108.

16. Nguendo Yongsi H.B. Education and Religious Beliefs: Supportive Determinants in the Understanding of Health Issues in Sub-Saharan Africa. Studies on Ethno Medicine, 2010, 4(2): 81-94 .

17. Turan JM, Bukusi EA , Cohen CR et al . Effects of HIV/AIDS on maternity care providers in KENYA. J Obstet Gynecol Neonatal Nurs. 2008;37(5):588-595.

18. Delfraissy JF. Infection VIH et grossesse. In. Girard JP, Katlama Ch, Pialoux G, editors.VIH editions 2001. Paris : Doin Editeurs;2000.

19. Jackson H. Transmission parent-enfant du VIH. In : Jackson H, editors. SIDA en Afrique continent en crise. Harare: Virgin Curtin Knight. 2004.

20. Mockiene V, Suominen T, Valimaki M et al. The impact of an education intervention to change nurses' HIV-related knowledge and attitudes in Lithuania: a randomized controlled trial. Assoc Nurses AIDS Care. 2011;22(2):140 -149.

21. Adebajo SB, Bamgbala AO, Oyediran MA: Attitude of health care providers to persons living with HIV/AIDS in Lagos State, Nigeria. Afri J Reprod Health.2003;7(1):103-112.

22. Flaskerud JH. Infection par HIV et soins infirmiers. In: Flaskerud JH et Ungvarski PJ,editors. HIV/SIDA : Le guide de l'équipe soignante, Paris : Bayard éditions;1994.

23. Karl P, Chao LW, Dana P. Family planning among HIV positive and negative Prevention of Mother to Child Transmission (PMTCT) clients in a resource poor setting in South Africa. AIDS Behav.2009;13:973-979.

24. Kurth AE, Celum C, Baeten JM et al. Combination HIV Prevention: Significance, challenges and opportunities. Curr HIV/AIDS Rep. 2011; 8:62-72.

25. Nabukera SK., Witte K, Muchunguzi C, Bajunirwe F, Batwala V, Mulogo EM et al. Use of postpartum health services in rural Uganda: knowledge, attitudes and barriers. J Community Health. 2006;31:84-93.

26. Torpey K, Kabaso M, Kasonde P et al. Increasing the uptake of prevention of motherto-child transmission of HIV services in a resource-limited setting. BMC Health Serv Res .2010; 10:2-8.

27. Becquet R, Bequet L, Ekouevi KD et coll.Two-Year morbidity–mortality and alternatives to prolonged breast-feeding among children born to HIV-Infected mothers in Côte d'Ivoire. PLoS Med. 2007;4:1-17.

28. Doherty MT, McCoy D, Donohue S. Health system constraints to optimal coverage of the prevention of mother-to-child HIV transmission programme in South Africa: lessons from the implementation of the national pilot programme. Afr Health Sci. 2005; 5:213-217.

29. Leshabari SC, Blystad A, Paoli M et al. HIV and infant feeding counselling: challenges faced by nurse-counsellors in northern Tanzania.Hum Resour Health. 2007; 5:1-11.

30. World Health Organization. Guidelines on HIV and infant feeding. 2010. Principles and recommendations for infant feeding in the context of HIV and a summary of evidence. Geneva.WHO Library Cataloguing-in-Publication; 2010.

3.3. Dépistage volontaire du VIH en salle de travail à Lubumbashi, RD Congo: une stratégie de rattrapage dans le cadre de la prévention de la transmission de la mère a l'enfant

Mwembo-Tambwe ANK [a, b,c]*, Kalenga MK [a,b], Donnen P [b], Humblet P[b], Chenge M[a,b], Dramaix M[b] , Buekens P [b,d]

Article accepté pour publication dans la Revue d'Epidémiologie et Santé Publique le 7 mai 2012

* **Correspondance**: *Albert Mwembo Tambwe a Nkoy

E-mail: albertmwembotambwe2008@yahoo.fr

Institution à laquelle le travail est attribué :

Université Libre de Bruxelles : Ecole de Santé Publique

Adresse : Campus Erasme, Route de Lennik 808, B-1070 Bruxelles, Belgique

a. Département de Gynécologie et Obstétrique, Faculté de médecine, Université de Lubumbashi, Lubumbashi, RD Congo

b. Ecole de santé Publique, Université de Lubumbashi, RD Congo

c. Ecole de santé publique de l'Université libre de Bruxelles, Belgique

d. School of Public Health and Tropical Medicine, Tulane University, New Orleans, Louisiana, USA

Résumé

Position du problème

Malgré le dépistage du VIH proposé lors des consultations prénatales, la proportion des femmes qui accouchent sans connaître leur statut sérologique au VIH est encore importante en RD Congo. L'objectif de cette étude était de déterminer l'acceptabilité du dépistage rapide du VIH parmi les parturientes en salle de travail et d'identifier les facteurs qui sont associés à l'acceptabilité du dépistage du VIH.

Méthodologie

L'intervention a consisté à faire le dépistage rapide du VIH chez les parturientes admises en salles de travail à Lubumbashi du 29 septembre 2010 au 28 février 2011. Les parturientes testées VIH positives ont été prises en charge par le service de prévention de la transmission du VIH de la mère à l'enfant. Les analyses statistiques descriptives usuelles et une régression logistique ont été réalisées.

Résultats

Sur 474 parturientes, 433 (91,4 % ; Intervalle de Confiance [IC] 95 % : 88,4-93,7%) ont fait le dépistage volontaire du VIH en salle de travail après *counseling*. L'acceptabilité du dépistage rapide du VIH était significativement plus élevée lorsque la durée du *counseling* était inferieure ou égale à 5 minutes (odds ratio ajusté [ORa] = 5,8 ; IC 95 % : 2,6-13); chez les parturientes qui avaient déclaré ne pas avoir fait ce dépistage aux CPN (ORa = 3,8 ; IC 95 % : 2-7,8) et chez celles qui étaient en début de travail d'accouchement (ORa = 2,3 ; IC 95 % : 1,2-4,7). Par contre, elle était plus basse chez les adolescentes que chez les adultes (ORa = 0,1 ; [CI] 95 % : 0,0-0,7).

Conclusion

Le conseil et le dépistage volontaire du VIH sont acceptés dans nos salles de travail. En le proposant systématiquement en salle de travail, il pourrait servir de stratégie de rattrapage en complémentarité avec le service intégré aux CPN.

Mots clés : Conseil ; VIH ; Femme enceinte ; Travail

Voluntary counselling and HIV testing among women in delivery rooms in Lubumbashi, DR Congo: a catch-up strategy for prevention of mother-to-child transmission

Background

Although HIV testing is offered during antenatal care, the proportion of women giving birth without knowing their HIV status is still important in DR Congo. The objective of this study was to determine the acceptability of rapid HIV testing among parturients in labor room and to identify factors that are associated with the acceptability of HIV testing.

Methods

Intervention including rapid HIV testing among pregnant women in labor rooms in Lubumbashi for 5 months, from September 2010 to February 2011. Pregnant women who tested HIV positive were attended by prevention of mother-to-child transmission service. Descriptive statistical analysis and logistic regression were performed.

Results

Among 474 pregnant women who enter the labor room, 433 (91.4 %; Confidence Interval [CI]: 95 % : 88.4-93.7 %) had voluntary testing for HIV in the labor room after counseling. The acceptance of rapid testing for HIV was significantly higher when the duration of counseling was ≤ 5 minutes (adjusted Odds Ratio [aOR] = 5.8 ; CI 95 % : 2.6 - 13); among those who did not report having this screening test during antenatal care (aOR = 3.8 ; [CI] 95 % :2 - 7.8), among those who were in early labor (aOR = 2.3 ; CI 95 % : 1.2 - 4.7) and lower in adolescents than in adults (aOR = 0.1 ; CI 95 % : 0.0-0.7).

Conclusion

Counseling and voluntary HIV testing are accepted in our labor rooms. Consistently offering this service in the labor room could be a catch-up strategy to be combined with antenatal care testing.

Keywords: Counseling; HIV; Pregnant women; Labor

3.3.1. Introduction

La transmission du VIH de la mère à l'enfant (TME) est le mode de contamination principal des enfants dans le monde [1, 2]. Le risque de transmission de la mère à l'enfant peut être réduit grâce au dépistage sérologique du VIH, à l'administration des antirétroviraux au couple mère-enfant et à l'allaitement artificiel de substitution [3]. Ces pratiques ont réduit la transmission verticale du VIH/SIDA dans les pays du Nord à moins de 2 % [4]. Ceci n'est pas le cas en Afrique subsaharienne.

En Afrique, les services de dépistage du VIH ont été introduits au niveau des Consultations Prénatales (CPN). Cependant d'après les données disponibles provenant des pays à revenu faible ou intermédiaire, dont 17 d'Afrique subsaharienne, la couverture mondiale des services cités ci dessus demeure insuffisante [5,6]. Par conséquent, beaucoup de femmes accouchent encore sans connaître leur statut sérologique au VIH et ne peuvent pas bénéficier des mesures de prévention adéquates dans ce cadre.

En République Démocratique du Congo (RDC), le problème posé par la TME est préoccupant. Avec une prévalence de 4,3 % [7], le nombre de nouveaux cas de VIH pédiatriques est de l'ordre de 28461 par an [8]. Pour lutter contre la transmission verticale, la politique nationale a intégré la prévention de la transmission du VIH de la mère à l'enfant (PTME) dans le paquet d'activités de la CPN. Comme dans d'autres pays, la couverture reste toujours insuffisante [6]. A Lubumbashi, dans le Sud-Est du pays, la prévalence du VIH chez les femmes enceintes est de 4,6 % [8]. En 2007, l'acceptabilité globale (le produit de l'acceptation du pré-test, test et post test) de dépistage du VIH aux CPN était de 33,7 % chez les femmes enceintes à l'hôpital général de référence de Kenya du district sanitaire de Lubumbashi [9]. Notons que toutes les femmes enceintes ne suivent pas correctement les séances de CPN [4,5] et n'y reçoivent pas toujours de soins adéquats [9,10]. Il existe donc un nombre élevé d'accouchées au statut sérologique inconnu au VIH. Par conséquent, des accouchements à forte potentialité infectieuse au VIH ont encore lieu à Lubumbashi, alors que cela pourrait être bien évité actuellement. Afin de donner des chances égales à toutes les femmes en travail, la connaissance de leur statut VIH devient une nécessité.

Ainsi, l'objectif de notre étude était de déterminer l'acceptabilité du dépistage rapide du VIH parmi les parturientes en salle de travail et d'identifier les facteurs qui sont associés à l'acceptabilité du dépistage du VIH.

3.3.2. Méthodologie

La présente étude est une intervention ayant consisté à proposer le conseil et le dépistage rapide du VIH aux parturientes dans les salles de travail à Lubumbashi pendant 5 mois, soit du 29 septembre 2010 au 28 février 2011.

D'abord les 25 sages femmes des salles de travail ont été formées sur le conseil et dépistage rapide du VIH. L'équipe de formateurs était composée d'un biologiste des Cliniques Universitaires de Lubumbashi spécialisé en VIH, d'une coordinatrice d'un projet de PTME et d'un médecin formé en PTME. Cette formation était couverte par la coordination provinciale de PTME.

Le contenu du conseil du dépistage rapide du VIH des parturientes consistait à :
- Rassurer la parturiente de la confidentialité du test du VIH .
- Rassurer la parturiente que son refus du test de dépistage du VIH ne compromet en rien l'accès aux soins au cours de l'accouchement et ni après celui-ci.
- Informer la parturiente sur les modes et les risques de transmission mère-enfant du VIH au moment de la grossesse, de l'accouchement et de l'allaitement, les antirétroviraux et autres moyens (services) de prévention disponible dans le cadre de la PTME.
- Expliquer à la parturiente l'importance de connaitre son statut VIH et de faciliter la mise en œuvre des interventions pour sa santé elle–même et protéger son nouveau-né contre une éventuelle infection du VIH à partir d'elle (si elle est séropositive VIH) [10] .
-

La formation des prestataires sur le dépistage rapide du VIH s'est faite selon la stratégie III de l'OMS en application dans notre pays [12]. Cette stratégie est appliquée en cas de diagnostic dans une population asymptomatique ou la prévalence est < 10% (ce qui est le cas chez les femmes enceintes en RDC). Celui-ci consiste en 3 tests rapides à savoir :le *Determine HIV-1/2 (Inverness Medical Japan* Co, LLC, Japon), *l'Uni Gold HIV* (Trinity *Biotech PLC, Bray, Ireland)* et le *Double Check Gold HIV 1/2 (PBS-Orgenics*, Courbevoie Cedex, France).Ces tests ont été réalisés successivement par des prestataires de la salle d'accouchement sous la supervision d'un technicien de laboratoire . Le *Determine* VIH était utilisé en première intention (très sensible) puis l'*Unigold* (test spécifique, était utilisé comme deuxième test au cas où la parturiente serait dépistée séropositive VIH avec le *Determine*) et enfin , le *Double check* (plus spécifique, était utilisé comme troisième test au cas où la parturiente était séropositive aux deux précédents). La séropositivité n'était retenue que lorsque les résultats de ces trois tests successivement sont positifs .Si au moins un des trois tests était différents des autres les résultats est indéterminé et le contrôle se faisait entre 14 jours et 3 mois.

Dans chaque site d'intervention, le premier auteur et le biologiste ont assuré les supervisions. Les réactifs étaient fournis par l'étude. Avant de considérer les données, un mois d'application a été accordé aux prestataires formés pour leur perfectionnement.

Ensuite, un dépistage rapide du VIH a été réalisé dans les maternités de 4 hôpitaux et d'un centre santé de référence. Ces derniers ont été sélectionnés par choix raisonné à partir d'une liste de toutes les structures de santé de la ville sur base du nombre d'accouchements élevé qui y ont lieu et de leur localisation géographique en fonction des zones de santé. Il s'agit des Cliniques Universitaires de Lubumbashi (CUL), de l'hôpital provincial de référence (Sendwe), des hôpitaux généraux de référence des zones de santé de Katuba et Kenya et du centre de santé de référence (Kawama) dans la zone de santé de Rwashi. Les quatre hôpitaux appartiennent au gouvernement et ont chacun un service de PTME. Le centre de santé de référence Kawama est non gouvernemental et sans service de PTME. Par la suite au sein de chaque structure sélectionnée, un échantillon systématique des parturientes a été prélevé. Étant donné qu'en 2005, l'acceptabilité du dépistage du VIH en salle de travail dans une maternité du Cameroun était de 94 % [13], nous avons estimé que 93 % des parturientes allaient accepter le dépistage du VIH, avec une précision de 2 %, en ajoutant 10 % de non répondants potentiels. La taille de l'échantillon estimé était de 501 parturientes.

Pour mieux collecter les données, nous avions planifié de proposer le dépistage du VIH à au moins 100 parturientes par mois et ce qui aurait conduit à une étude devant s'étaler sur 5 mois. Sur base des registres d'accouchement des mois précédents, environ 1330 parturientes répondant aux critères d'inclusion dans l'étude étaient attendues dans les 5 structures. Le pas de sondage choisi a été de 2. Une parturiente sur deux éligibles (sans test de dépistage fait et écrit sur la fiche de CPN) était enregistrée pour faire partie de l'échantillon jusqu'à atteindre

501. Vingt sept questionnaires mal remplis ont été écartés. La taille finale de l'échantillon était de 474. Dans chaque structure de santé, la première parturiente a été tirée d'une manière aléatoire. La figure 5 présente le diagramme de flux des parturientes.

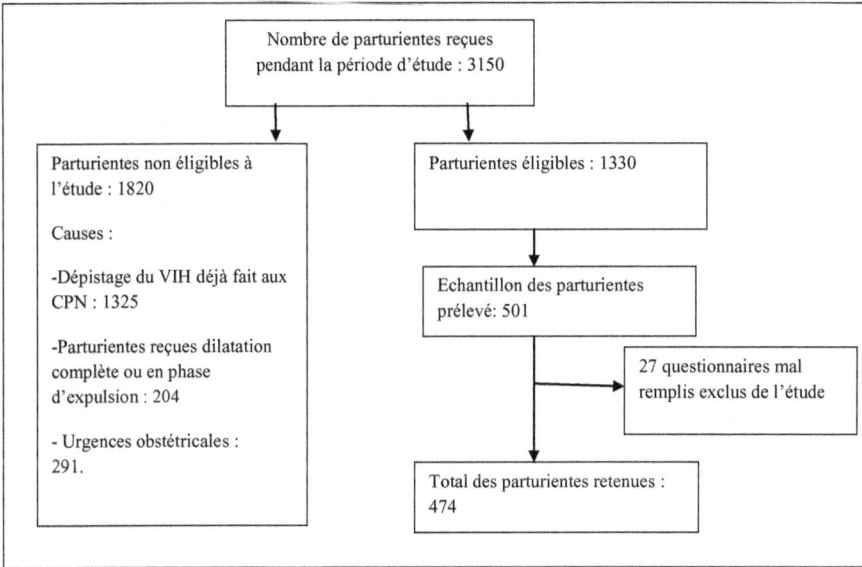

Figure 5. Diagramme du flux de parturientes pendant la période d'étude dans les 5 maternités de Lubumbashi 2010-2011.

Les parturientes à dilatation complète (9-10 cm) ou en phase d'expulsion et les cas d'urgences obstétricales amenés en salle de travail étaient exclus d'emblée de l'étude.

Cette étude a été autorisée par le comité d'éthique de l'université de Lubumbashi. Les autorités sanitaires ont donné leur accord par écrit. Le consentement libre à participer à l'étude a été obtenu verbalement auprès des parturientes enrôlées.

Les données ont été recueillies par les sages femmes formées à l'aide des supports de collecte (fiches des CPN, registres et questionnaire structuré). Ceux-ci comprenaient les variables relatives aux informations sociodémographiques des parturientes (âge en années, niveau d'étude, statut matrimonial, profession et niveau socio-économique), à leurs antécédents gynécologiques et obstétricaux (parité, morbidité antérieure et suivi des CPN), au stade du travail d'accouchement (dilatation cervicale) à l'admission, au dépistage du VIH (la durée du *counseling* pour le dépistage du VIH qui était notée pour chaque parturiente par la sage femme qui l'a réalisé), l'appartenance institutionnelle de la maternité avec disponibilité ou non d'un service de PTME.

Le niveau socio économique a été apprécié à partir du calcul de l'indice de pauvreté tel que défini dans le *Multiple Indicator Cluster Survey* (MICS) 2 [14] réalisée en RDC en 2001. C'est une mesure composée des caractéristiques pondérées des ménages suivantes: matériau du sol, nature du toit, nature des murs, biens appartenant au ménage ; statut d'occupation du logement et les disponibilités et la durée des réserves alimentaires. Cette mesure de 36 points au total, nous a permis de catégoriser les accouchées en niveaux socio-économiques faible ($\leq$ 18 points), moyen (19 - 21points) et élevé ($\geq$ 22 points) en suivant la distribution.

Le niveau d'instruction a été apprécié à partir du nombre d'années d'études accomplies par la parturiente. Les parturientes ont été regroupées en niveau d'instruction bas ($\leq$ 9 années d'études), moyen (10 - 12 années d'études) et élevé ($\geq$ 13 années d'études).

Pour l'analyse des données, les statistiques descriptives usuelles ont été utilisées ainsi qu'une mesure d'association (*Odds Ratio* [OR]) entre le dépistage du VIH en salle de travail comme variable dépendante et les variables indépendantes suivantes : la durée de *counseling* en salle de travail (facteur principal) et les facteurs confondants potentiels qui sont : l'âge de la parturiente, l'état matrimonial, le niveau d'instruction, le suivi des CPN, la déclaration par la parturiente d'avoir déjà fait le dépistage du VIH au cours des CPN, le stade du travail (dilatation du col).Une régression logistique a été réalisée en gardant toutes ces variables dans le modèle dans une approche explicative. Le test de Hosmer et Lemeshow a été appliqué pour vérifier l'adéquation du modèle final. Le seuil de signification a été fixé à 0,05 et les Intervalles de Confiance (IC) à 95 %. Les données ont été encodées par Epi-info 3.4.1 2007 et analysées à l'aide du logiciel STATA version 11.

3.3.3. Résultats

Tableau 8. Paramètres sociodémographiques de la population d'étude à Lubumbashi en 2011

Paramètres	n	(%)	Moyenne ± DS[a] (ans)
Age de la parturiente (années)			27,5 ± 6,4
Adolescentes (moins de 18)	11	2,3	
Adultes	463	97,7	
Etat matrimonial			
Mariée	432	91,1	
Non mariée	42	8,9	
Niveau d'instruction			
Bas	202	42,6	
Moyen	211	44,5	
Elevé	61	12,9	
Niveau socioéconomique			
Bas	267	56,3	
Moyen	116	24,5	
Elevé	91	19,2	
Parité de la parturiente			
Nullipare (0)	140	29,5	
Paucipare (1 et 2)	139	29,3	
Multipare (≥ 3)	195	41,1	

[a]DS : Déviation Standard

Du tableau 8, il se dégage que 2,3 % des parturientes étaient des adolescentes (< 18 ans) et la majorité des parturientes était mariée. Les parturientes de niveau bas d'instruction représentaient 42,6 % des cas.

Tableau 9. Paramètres obstétricaux et relatifs au conseil et dépistage rapide du VIH de la population d'étude à Lubumbashi en 2011

Paramètres	n	(%)	Médiane (Quartiles$_1$; $_3$)
Suivi des Consultations Prénatales (CPN)			
Oui	425	89,7	
Non	49	10,3	
Nombre de CPN suivies			4(3 ; 5)
≥ 4	216	50,8	
< 4	209	49,2	
Age de la grossesse en semaines d'aménorrhée en début des CPN			
> 20	257	60,5	
≤ 20	168	39,5	
Déclaration d'avoir fait un autre dépistage aux CPN			
Oui	99	20,9	
Non	375	79,1	
Stade du travail d'accouchement estimé en centimètre			
Débutant (dilatation cervicale ≤ 4)	262	55,3	4 (3 ; 6)
Avancé (dilatation cervicale > 4)	212	44,7	
Durée du conseil et dépistage du VIH en minutes (*counseling*)			
≤ 5	253	53,4	5 (5 ; 7)
> 5	221	46,6	
Intégration d'un service de PTME au lieu d'accouchement			
Oui	287	60,5	
Non	187	39,5	

Parmi les parturientes ayant suivi les CPN, 49,2 % ont été vues moins de 4 fois et 10,3 % n'ont pas suivi de CPN. Bien que seules étaient inclues les femmes n'ayant pas de documentation écrite de dépistage VIH dans leur fiche CPN, 20,9 % parmi elles, ont déclaré verbalement avoir fait ce dépistage aux CPN.

La dilatation médiane de ces parturientes à l'admission était de 4 cm. 92,6 % de nos parturientes avaient une dilatation inferieure ou égale à 7 cm et 7,4 % à 8 cm. La durée médiane de *counseling* était de 5 minutes.

Sur 474 parturientes, 433 (91,4 % ; IC 95% : 88,4-93,7 %) ont accepté le dépistage volontaire du VIH en salle de travail après *counseling*.

Tableau 10. Dépistage rapide du VIH en salle de travail selon les facteurs sociodémographiques et obstétricaux des parturientes à Lubumbashi en 2011

Facteurs	Dépistage VIH (%)	OR (IC 95 %)	OR ajusté (IC 95 %)
Age de l'accouchée			
Adultes (n = 463)	91,8	1,0	1
Adolescentes (n = 11)	72,7	0,2 (0,1-1,5)	0,1 (0,0-0,7)
Niveau d'instruction			
Bas (n = 202)	92,6	1,0	1,0
Moyen et supérieur (n = 272)	90,4	0,8 (0,4-1,5)	0,7 (0,3-1,5)
Niveau socioéconomique			
Faible (n = 267)	91,3	1,0	1,0
Moyen et élevé (n = 267)	91,4	1,0 (0,5-2,0)	1,1 (0,6-2,4)
Suivi des Consultations Prénatales (CPN)			
Oui (n = 425)	91,3	1,0	1,0
Non (n = 49)	91,8	1,1 (0,4-4,3)	2,0 (0,6-7,0)
Déclaration d'avoir fait un autre dépistage aux CPN			
Oui (n = 99)	80,8	1,0	1,0
Non (n = 375)	94,1	3,8 (1,8-7,7)	3,8 (2,0-7,8)
Stade du travail d'accouchement			
Avancé (n = 212)	87,7	1,0	1,0
Débutant (n = 262)	94,3	2,3 (1,1-4,8)	2,3 (1,2-4,7)
Durée du conseil et dépistage du VIH en minutes (*counseling*)			
> 5 (n = 221)	85,5	1,0	1,0
≤ 5 (n = 253)	96,4	4,6 (2,1-11,7)	5,8 (2,3-13)

^{a}OR ajustés par la régression logistique pour l'âge de l'accouchée, le niveau d'instruction, le niveau socioéconomique, le suivi des consultations prénatales, la déclaration d'avoir fait un autre dépistage aux CPN.
IC: Intervalle de Confiance

Du tableau 10, il se dégage que l'acceptabilité du test de dépistage du VIH en salle était significativement plus élevée lorsque la durée de *counseling* était inferieur ou égale à 5 minutes et chez celles qui étaient en début du travail. Par contre, elle était plus basse chez les adolescentes que chez les adultes.

Parmi les 433 parturientes testées, 21 étaient séropositives, soit une prévalence de 4,8 % (IC 95 % : 3,1-7,4 %). La prévalence était de 3,1 % chez les jeunes parturientes de 15 à 24 ans. Toutes les parturientes testées séropositives ont bénéficié des mesures prophylactiques nécessaires dans le cadre de la PTME, selon le stade du travail d'accouchement et en post-natale jusqu'à adhérer au processus de prise en charge.

L'intervention prophylactique des Antiretroviraux (ARV) reçues par le couples mère –enfant VIH positives découverte en salle de travail est la suivante :

- En salle de travail (au moins 2 heures avant l'expulsion) la parturiente recevait le Duovir-N (Zidovudine [ZDV] 300 mg, Lamivudine [3TC] 150 mg et la Névirapine [NVP] 200 mg).

- En postpartum l'accouchée recevait le Duovir simple :(ZDV 300 mg et 3TC 150 mg) 2 x 1 comprimés par jour pendant 7 jours. Le nouveau-né recevait la Névirapine: 6 mg dans 72 heures (2 mg/ kg) et la ZDV sirop une fois par jour pendant 4 semaines.

3.3.4. Discussion

Dans notre étude, 91,4 % des parturientes qui ne connaissaient pas leur statut sérologique au VIH (sans test de dépistage fait et écrit sur la fiche de CPN) ont accepté le Conseil et Dépistage Volontaire (CDV). Cette proportion est dans les limites de celles observées dans 5 maternités du Cameroun qui variaient de 86,08 à 90,09 % [13]. Elle est supérieure à celle d'un hôpital universitaire du Nigeria (86,5%) en 2011 (15) ; hôpital (44 %) de Pune en Inde [16] et de l'hôpital central de Kigali au Rwanda (74,2 %) en 2003 [17].

Peu de parturientes ont refusé le dépistage rapide en salle de travail. Le CDV en salle de travail est une des méthodes indiquées pour réduire la transmission mère-enfant du VIH. Son contenu doit comprendre une vue d'ensemble de la prévalence et la gravité du VIH, les mécanismes de transmission verticale et les techniques interventionnelles permettant d'éviter cette transmission [13]. L'opportunité était ainsi donnée aux femmes de connaître l'ampleur du problème de la transmission mère-enfant du VIH et d'obtenir toute autre information utile sur le sujet. Car, le travail et l'accouchement sont parfois les premières opportunités d'offrir ce test de dépistage à certaines catégories des femmes surtout celles qui n'ont pas suivi correctement les CPN [18,19]. A ce propos, l'Organisation Mondiale de la Sante (OMS) recommande un minimum de quatre consultations prénatales sur la base d'un passage en revue de l'efficacité des différents modèles de soins prénatals [20]. Mais dans notre série, 49,2 % d'accouchées ont été vues moins de 4 fois en CPN et 10,3 % n'ont pas du tout suivi de CPN (tableau 2).

En ce qui concerne les facteurs associés négativement à l'acceptabilité du dépistage du VIH en salle de travail (tableau 3), il se dégage que l'acceptation du test de dépistage du VIH était significativement plus bas chez les adolescentes que chez les adultes. Dans le même sens au Rwanda, l'acceptabilité du dépistage du VIH parmi les parturientes était 3 fois plus élevée chez celles qui avaient un âge d'au moins 35 ans que chez les jeunes [21]. Ce serait un problème d'ignorance, de peur et de manque d'intérêt [22,23]. Notons que dans notre série les adolescentes représentaient 2,3 % des parturientes. Toutefois, la grossesse chez les adolescentes présente déjà un risque de morbidité et mortalité pour le nouveau-né et la mère. C'est une cause de déperdition scolaire et un frein aux efforts entrepris pour la promotion de la femme congolaise [20]. Ainsi, en RDC, les dispositions de la loi portant sur la protection de l'enfant visent à préserver les adolescentes des risques de morbidité et de mortalité éventuelles des suites d'une grossesse et d'un accouchement précoce [20]. Dans cette optique, ces adolescentes ont aussi besoin d'être suffisamment informées sur la transmission verticale du VIH [19, 23]. Ce serait donc un besoin non couvert en matière d'information sur le VIH et la PTME.

Par contre, d'une manière significative, l'acceptation du dépistage rapide du VIH en salle de travail était plus élevée chez celles qui avaient déclaré ne pas avoir fait ce dépistage aux CPN, chez celles qui sont en début de travail d'accouchement et lorsque la durée de *counseling* est ≤ à 5 minutes. Les parturientes qui ont déjà eu un dépistage en CPN ne veulent pas qu'il soit répété. Une observation similaire avait été faite dans une étude multicentrique regroupant les hôpitaux de Miami, Chicago et New York [2]. Celles qui acceptent, ont tendance à le faire tout de suite (moins de 5 minutes). Concernant la période du travail, le début (une dilatation ≤ à 4 cm) est le moment idéal à cause de la faiblesse d'intensité et l'espacement des contractions utérines. Mais, même à un stade relativement avancé du travail, un *counseling* et un dépistage peuvent être réalisés par un prestataire expérimenté. Nous avons observé qu'au fur et à mesure que l'étude se réalisait, les sages femmes formées devenaient habiles à réaliser le *counseling* dans un temps aussi court, à une période du travail très avancée (7,4 % à 8 cm de dilatation). Ceci montre qu'un bref *counseling* et un dépistage, bien fait est efficient sans créer un désagrément dans l'évolution normale du travail. Car celui-ci comprend des périodes d'accalmie sans contractions utérines [24].

Parmi les 433 parturientes testées, 21 était séropositives, soit une prévalence de 4,8 % (IC 95 % : 3,1-7,4). Celle-ci était dans les limites de la prévalence nationale de 2009 (3,3 % ; IC 95 %: 3,3-4) [7].Toute fois la tendance est à la baisse actuellement. Cette prévalence était supérieure à celle observée en 2010 dans 22 sites d'une étude de suivi de la tendance de la prévalence de la ville de Kinshasa, qui variait de 1,77 à 2,04 % [25]. Ces observations trouvent leurs explications dans les disparités existant entre différentes provinces de la RD Congo. Dans la ville de Lubumbashi, la prévalence du VIH chez les femmes enceintes est élevée (4,6 % ; IC 95% : 2,9-7,1) [8]. Cette ville située au Sud-est de la province du Katanga dont elle est le chef-lieu, est classée parmi les villes à haute prévalence du VIH du pays. Elle entretient un trafic externe important avec les pays de l'Afrique australe où les prévalences du VIH chez les femmes enceintes sont très élevées tels que la Zambie avec 13,5 % [26], le Zimbabwe avec 14,2 % [27] et l'Afrique du Sud avec 39 % [28].Par contre notre prévalence est inferieure à celle trouvée chez les parturientes dans un hôpital universitaire du Nigeria (6,7 %) [15].

L'attention doit être accordée particulièrement aux jeunes femmes de 15 à 24 ans chez qui la prévalence est de 3,1 %. Ce sont des témoins indirects d'une infection récente au VIH dans la population. Cette proportion se situe dans les limites de celle observée au niveau national en 2008 [7] dans la même tranche d'âge qui était de 3,9 % (IC 95 ; 3,5-4,4 %). Ceci montre la nécessité d'établir des mesures de prévention primaire ciblant les jeunes femmes pour réduire la prévalence du VIH dans la population. Si ces jeunes femmes pouvaient être suffisamment informées sur la PTME comme faisant partie des activités de routine de la CPN à l'instar de la vaccination, l'acceptabilité du test et l'adhérence à la prise en charge pourraient s'améliorer. Cette approche s'inscrit dans le cadre de la prévention primaire de l'infection à VIH chez les femmes en âge de procréer surtout les jeunes. C'est un des quatre piliers de la PTME *comprehensive* [19].

Les 21 parturientes testées positives ont toutes bénéficié des mesures interventionnelles telles que préconisées par le programme national de réduction de la transmission mère-enfant du VIH en RDC. Pour ce faire cette étude a été réalisée en association avec les services de PTME existant déjà dans les lieux d'enquête. Ces services ont pu rattraper ces femmes séropositives qui ne l'auraient pas été si ce dépistage n'avait pas été fait en salle de travail. L'accès à la prévention de la transmission verticale a été effectif pour cette catégorie d'accouchées. Car la transmission verticale du VIH peut être réduite de 40 % par des mesures préventives et prophylactiques adéquates réalisées en salle de travail [11].

Ces parturientes (91,4 %) ont accepté librement de faire ce test de dépistage du VIH après *counseling*. Elles ont adhéré au processus de prise en charge dans ce cadre. Il n'y a donc pas question d'éthique relative au consentement libre et éclairé en salle de travail [29,30]. En plus, dans l'étude de Bello [15], le stress du travail d'accouchement n'influençait pas l'attitude des parturientes face au dépistage du VIH. Dans cette logique, contrairement à d'autres auteurs [31,32], nous suggérons que le dépistage rapide du VIH en salle de travail est faisable et efficient. L'approche du dépistage du VIH à l'initiative des soignants ou « *opt-out* » [33-35] en salle de travail pourrait servir de stratégie de rattrapage en complémentarité avec le service intégré au niveau des CPN [2, 19, 36, 37].

3.3.5. Conclusion

Le conseil et le dépistage volontaire du VIH sont bien acceptés dans nos salles d'accouchement. En le proposant systématiquement à la maternité, la couverture opérationnelle du service de PTME peut être augmentée .La transmission verticale sera davantage réduite.

Remerciements

Les auteurs tiennent à remercier la Coopération Technique Belge pour avoir financé cette étude et les autorités sanitaires de la ville de Lubumbashi pour le soutien y apporté. Ils remercient également quiconque a participé à une étape de la réalisation de cette étude.

Conflit d'intérêts

Aucun.

Contribution des auteurs

Tous les auteurs de cet article ont apporté une contribution significative à l'élaboration et à la conception et/ou à l'analyse et à l'interprétation des données, à l'élaboration de l'article ou à la révision critique de son contenu intellectuel, et tous les auteurs approuvent la version soumise Revue d'Épidémiologie et de Santé Publique

Références

1. Arrivé E, Newell M-L, Ekouevi DK, Chaix M-L, Thiebaut R, Masquelier B, et al. Prevalence of resistance to nevirapine in mothers and children after single-dose exposure to prevent vertical transmission of HIV-1: a meta-analysis. Int J Epidemiol. 2007 ; 36 : 1009–21.

2. Tan KR, Lampe MA, Danner SP, Kissinger P, Webber MP, Cohen MH, et al. Factors associated with declining a rapid human immunodeficiency virus test in labor and delivery. Matern Child Health J. 2011; 15 : 115–21.

3. Veloso VG, Bastos FI, Portela MC, Grinsztejn B, João EC, Pilotto JHS, et al. HIV rapid testing as a key strategy for prevention of mother-to-child transmission in Brazil. Rev Saude Publica. 2010; 44: 803–11.

4. Maclean CC, Stringer JSA. Potential cost-effectiveness of maternal and infant antiretroviral interventions to prevent mother- to- child transmission during breast-feeding. J Acquir Immune Defic Syndr 2005 ; 38: 570-7.

5. ONUSIDA/UNICEF/OMS. Vers un accès universel. Etendre les interventions prioritaires liées au VIH/sida dans le secteur de la sante´. Rapport de situation, 2009.

6. Kabamba Mulongo L, Schirvel C, Mukalay M, Dramaix W M. Acceptation du test de dépistage du VIH dans le cadre du programme de prévention de la transmission du VIH de la mère à l'enfant en République Démocratique du Congo. Rev Epidémiol Santé Publique 2010 ; 58 : 313–21.

7. PNMLS. Rapport national de suivi de la déclaration d'engagement (UNGASS) sur le VIH/sida. Kinshasa ; 2010. http://www.pnmls.cd/IMG/pdf/Rapport_UNGASS_2010.pdf

(consulté le 3 octobre 2011).

8. PNLS. Rapport épidémiologique de surveillance du VIH chez les femmes enceintes fréquentant les structures de CPN en.2009.Kinshasa. PNMLS, 2010. http://bdd.pnmls.cd/search/all.php (consulté le 04 octobre 2011)

9. Mwembo Tambwe A Nkoy. Acceptabilité du dépistage volontaire du VIH chez les femmes enceintes de l'hôpital général de référence de Kenya à Lubumbashi en République Démocratique du Congo (Dissertation. MDC). Antwerpen : Prince Leopold Institute of Tropical Medicine, 2007.

10. PNMLS.Intégration du Paquet Minimum d'Activités de Prévention de la Transmission du VIH de la Mère Enfant (PMA/PTME) dans les Services de Santé de la Reproduction. Module de formation des prestataires. Ministère de la santé. PNLS. Kinshasa ;2005.

11. Borders AEB, Eary RL, Olszewski Y, Statton A, Handler A, Cohen MH, et al. Ready or Not - Intrapartum prevention of perinatal HIV transmission in Illinois. Matern Child Health J. 2007 ; 11 : 485–93.

12. PNLS. Module de formation des techniciens de laboratoire en techniques simples de dépistage/diagnostic de l'infection à VIH et de suivi biologique des personnes vivant avec le VIH. Kinshasa. Ministère de la santé, 2006.

13. Mbu RE, Mbopi-Keou FX, Tonye RN, Ako SN, Nana PN, Eteki NT, et al. Acceptabilité du conseil dépistage volontaire en salle de travail : l'expérience du Cameroun. Sidanet 2007; 4; 969.

14. Ministère du Plan et de la Reconstruction. Enquête nationale sur la situation des enfants et des femmes, MICS2/ 2001.Kinshasa : Ministère du Plan et de la Reconstruction; 2002.

15. Bello FA, Ogunbode OO, Adesina OA, Olayemi O, Awonuga OM, Adewole IF. Acceptability of counselling and testing for HIV infection in women in labour at the University College Hospital, Ibadan, Nigeria. Afr Health Sci 2011; 11: 30 – 35.

16. Bharucha KE, Sastry J , Shrotri A , S Sutar , Joshi A , Bhore AV et al. Feasibility of voluntary counselling and testing services for HIV among pregnant women presenting in labour in Pune, India. *Int J STD AIDS* 2005; 16: 553-5.

17. Salihu HM, Nnedu ON, Karita E, Vyankandindera J, Jolly PE. Predictors of HIV seropositivity following intrapartum voluntary counseling and testing among Rwandan women. J Obstet Gynaecol 2003; 23: 632-6.

18. Tchendjou P, Gake B, Nga R, Tejiokem M, Ayouba A , Tsague L, et al. Impact du counseling pour le VIH en salle d'accouchement chez les femmes n'ayant pas eu de consultations prénatales antérieures : cas de la province du Nord du Cameroun. Sidanet 2004; 1: 719.

19. Greeson, Dana, Preble E, Jimenez MS, Blazer C. Increasing Access to Prevention of Mother-to-Child Transmission Services. Arlington, Va: USAID's AIDS Support and Technical Assistance Resources. AIDSTAR-One, Task 1, 2011.

20. Ministère du Plan et de la Reconstruction et Institut National des Statistiques. Enquête par grappes à indicateurs multiples. Résultats préliminaires. MICS RDC, 2010.

21. Kowalcwyk J, Jolly P, Karita E, Nibarere JA, Vyankandondera J, Salibu A. Voluntary counselling and testing for HIV among pregnant women presenting in labour in Kigali, Rwanda. J Acquir Immune Defic Syndr 2002; 31: 408-15.

22. Mushi DL , Mpembeni RM , Jahn A. Knowledge about safe motherhood and HIV/AIDS among school pupils in a rural area in Tanzania. BMC Pregnancy Childbirth 2007; 5: 1-8.

23. Jingfang H, Warunee F, Wilawan S, Ouyporn T. Development of a theory-based sexual and reproductive health promotion and HIV prevention program for Chinese early adolescents. Nurs Health Sci 2010; 12: 360–8.

24. Thoulon JM .La surveillance clinique et électronique du travail. In : Lansac J, Marret H, Oury JF, eds. Pratique de l'accouchement.4eme edition, Paris: Elsevier-Masson, 2006 : 41-76.

25. Behets F, Edmonds A, Kitenge F, Crabbé F, Laga M. Heterogeneous and decreasing HIV prevalence among women seeking antenatal care in Kinshasa, Democratic Republic of Congo. Int J Epidemiol. 2010; 39:1066–73.

26. Jurgensen M, Tuba M, Fylkesnes K, Blystad A. The burden of knowing: balancing benefits and barriers in HIV testing decisions. A qualitative study from Zambia. BMC Health Services Research. 2012: 5; 12(1):2.

27. Evans WD, Taruberekera N, Longfield K, Snider J. Brand equity and willingness to pay for condoms in zimbabwe. Reprod Health. 2011; 8: 29.

28. Hussain A, Moodley D, Naidoo S, Esterhuizen TM. Pregnant Women's Access to PMTCT and ART Services in South Africa and Implications for Universal Antiretroviral Treatment. PLoS One. 2011;6(12) : e27907

29. OMS. Atelier pour le renforcement des capacités dans le cadre de la réduction de la transmission mère-enfant du VIH. Rapport. Programme régional de lutte contre le SIDA. Dakar. OMS, 2001.

30. Johansson KA, Pedersen KB, Andersson AK. HIV testing of pregnant women: an ethical analysis. Dev World Bioeth 2011; 10: 1471-8847. (abstract)

31. Celetano DD. Is HIV screening in the labour and delivery unit feasible and acceptable in low income settings? PLoS Med 2008; 5: 107.

32. Desgrées du Loû A, Memmi S, Orne-Gliemann J. Strategies of HIV Prevention in Low and Middle-Income Countries. Open Infect Dis J 2010; 4: 92-100

33. Chandisarewa W, Stranix-Chibanda L, Chirapa E, Miller A, Simoyi M, Mahomva A. Routine offer of antenatal HIV testing ("opt-out" approach) to prevent mother-to-child transmission of HIV in urban Zimbabwe. Bull World Health Organ 2007, 83: 843-50.

34. Ujiji AO, Rubenson B, Ilako F, Marrone G, Wamalwa D, Wangalwa G, et al. Is "Opt-Out" HIV Testing' a real option among pregnant women in rural districts in Kenya? BMC Public Health 2011, 11: 151: 2-8.

35. Mandelbrot L, Tubiana R, Matheron S. Grossesse et infection VIH. In: Girard, Katlama C, Pialoux G, editors.VIH .Editions 2011. Paris: Doin Editeurs ; 2011 : 587-614.

36. Le FONDS MONDIAL. Elargissement de la Prévention de la Transmission du VIH de la Mère à l'Enfant(PTME). Note d'information du Fonds mondial: PTME, 2010.

37. Perez F, Zvandaziva C, Zvandaziva C, Engelsmann B, Dabis F. Acceptability of routine HIV testing (Opt-Out) in antenatal services in two rural districts of Zimbabwe. J Acquir Immune Defic Syndr 2006 ; 41: 514-20.

CHAPITRE 4.

DISCUSSION GENERALE –CONCLUSION -RECOMMANDATIONS

Dans le présent chapitre trois points seront abordés à savoir : le rappel de la question de recherche et cadre conceptuel, les limites et intérêts des études réalisées et, l'analyse des principaux résultats. De cette analyse, nous avons dégagé une stratégie pouvant contribuer à atteindre une couverture opérationnelle optimale de la PTME. La conclusion et les recommandations mettront un terme à notre travail.

4.1. Question de recherche et cadre conceptuel

Comme déjà évoqué plus haut, il y a une inadéquation entre l'offre du service de PTME et son utilisation par les femmes enceintes en RDC et à Lubumbashi particulièrement [1]. L'offre de service est insuffisante en quantité et de mauvaise qualité. En 2011, sur l'ensemble de la ville de Lubumbashi, l'acceptabilité globale du dépistage du VIH est de 56,8 %. En outre, seulement 48,8 % des femmes enceintes VIH positives dépistées ont reçu correctement leur traitement prophylactique [2]. La déperdition des femmes enceintes VIH positives est importante tout au long du processus de prise en charge à partir des Consultations Prénatales (CPN) [3]. Par conséquent, la couverture opérationnelle est faible à Lubumbashi.

Dans cette logique, notre recherche tentait de répondre à la question suivante : quelle stratégie adopter ou renforcer pour augmenter la couverture opérationnelle de la PTME à Lubumbashi en tenant compte des moyens disponibles ?

Pour y arriver nous avons adoptée le cadre de référence issu de l'examen du modèle d'intégration de la PTME dans les services de santé maternelle, particulièrement aux CPN, en salle d'accouchement et en postpartum [4]. Le présent travail ne concerne que des activités au cours des périodes intrapartale et postnatale précoce de notre cadre conceptuel déjà détaillé dans la partie méthodologie générale à la figure 4.

Dans les lignes qui suivent deux points seront abordés à savoir : limites et l'intérêt des études réalisées et la pertinence des principaux résultats en vue de dégager une stratégie pouvant contribuer à atteindre une couverture opérationnelle optimale de la PTME.

4.2. Limites et intérêts des types d'études réalisés

Pour réaliser ce travail de recherche nous avons fait recours à deux types d'études au niveau du système de santé, auprès des professionnels de santé et des femmes (femmes enceintes parturientes et accouchées). Chacune des ces études présente certaines limites méthodologiques qui nécessitent la prudence dans l'interprétation des résultats et des recommandations à faire. C'est dans cette logique que nous justifions nos choix en tenant compte des limites et intérêts d'études réalisées en rapport avec les objectifs de notre recherche.

4.2.1. Etudes transversales

Deux analyses transversales ont été réalisées pour atteindre les deux premiers objectifs. La première étude qui visait à déterminer la proportion et les déterminants des accouchées avec statut sérologique VIH inconnu à Lubumbashi a porté seulement sur les accouchées présentes au moment de l'investigation dans les maternités. Ainsi la proportion des accouchées avec statut sérologique VIH inconnu a été calculée pour le seul moment de l'enquête [5]. Les associations établies n'expliquent pas les liens de causalité. Cette limite est liée au type d'étude transversale [6].

Cependant, malgré cette limite, cette approche est en adéquation avec cet objectif de nos recherches. En outre, elle est la première étude dans notre milieu orientée vers les accouchées dans ce cadre. Les associations observées ont généré des hypothèses pouvant être confirmées dans une approche analytique [6].

La deuxième étude consistait à évaluer le niveau de Connaissances, Attitudes et Pratiques (Niveau de CAP) des prestataires de soins de salle d'accouchement en matière des recommandations de la PTME à Lubumbashi. Les données étaient recueillies à l'aide d'un questionnaire auto-administré contenant des questions relatives à la PTME. Cette étude présente aussi quelques limites. D'abord, comme dans l'étude précédente, l'enquête n'a évalué que le niveau de CAP des prestataires de soins présents en salle d'accouchement en ce moment là. Ensuite, les biais de mémoire plus ou moins conscients (gêne des personnes interrogées) peuvent conduire à des imprécisions ou des distorsions dans les réponses [7], tendre à bonifier les situations décrites et à idéaliser la situation réelle, notamment en termes de comportements et de pratiques de santé [8]. Enfin, la structure des questionnaires CAP, le choix et l'ordre des questions, pourraient refléter le système de valeurs et les préjugés du chercheur [9].

Malgré ces limites comportementales et qualitatives des enquêtes CAP, celles-ci sont adaptées à des conditions opérationnelles, au diagnostic rapide de la situation, et permettent d'informer les acteurs de santé publique du contexte dans lequel ils travaillent [10]. Dans notre cas précis, c'est le premier travail réalisé dans notre milieu pour apprécier le niveau de CAP dans le cadre de la PTME en salle d'accouchement. En outre, nous avons tenté au maximum d'être objectif dans l'analyse des faits et aussi en demandant des avis des autres acteurs impliqués dans la PTME. Le questionnaire avait fait l'objet d'un pré-test avant son administration et le calcul du niveau de CAP a été accepté de manière consensuelle par les autorités sanitaires locales et responsables des deux organisations non gouvernementales et un délégué local de la Coopération Technique Allemande impliqués dans la PTME à Lubumbashi.

4.2.2. Etude d'intervention non randomisée

Pour tester l'hypothèse selon laquelle le test de dépistage du VIH est accepté en salle de travail par les parturientes, nous l'avons proposé aux parturientes. D'abord les prestataires (sages femmes et infirmières) des salles d'accouchement ont été formés sur le Conseil et Dépistage du VIH à l'aide d'un test rapide selon la stratégie III de [11]. Ensuite, l'intervention a consisté à faire le dépistage rapide du VIH chez les parturientes dans les salles de travail à Lubumbashi. Seule cette approche était en adéquation avec cet objectif de nos recherches.

Après avoir présenté les limites et intérêts de trois études réalisées dans cette recherche, nous allons analyser dans les lignes qui suivent, la pertinence des résultats obtenus.

4.3. Pertinence des principaux résultats

4.3.1. Besoin non couvert en dépistage du VIH en salle d'accouchement : Accouchées avec statut sérologiques VIH inconnu

Dans notre étude, parmi les accouchées interrogées, 52,5 % ne connaissaient pas leur statut sérologique au VIH. Cette proportion est encore élevée (résultats présentés dans la section 1du chapitre 3 de ce travail). D'une manière générale les services de CPN/PTME ne sont pas utilisés de façon continue. En 2011, la ville de Lubumbashi ne comptait que 25 sites de PTME sur 251 structures sanitaires où les femmes accouchent, soit une couverture de 9,9 % [2]. Sur l'ensemble de la ville de Lubumbashi, l'acceptabilité globale est de 56,8 % et seulement 48,8 % des femmes enceintes VIH positives dépistées ont reçu correctement leur traitement prophylactique en 2011[2].

Plusieurs facteurs peuvent expliquer cette proportion élevée de femmes au statut sérologique VIH inconnu avec comme conséquence la faible utilisation de service de la PTME.

Selon les accouchées interrogées, parmi les causes ayant empêché la réalisation du dépistage du VIH retenons : le dépistage du VIH non proposé par les prestataires des CPN, le manque d'information, la fidélité du couple, le manque d'intérêt de ce test, la non disponibilité de test aux CPN et la mauvaise organisation de ce service. En plus toutes les femmes enceintes ne suivent pas correctement les séances de CPN [12] . Cela s'explique par une absence de mécanisme de suivi des femmes enceintes séropositives qui se manifeste par un nombre important de perdues de vue. Ces constats mettent en exergue les aspects relatifs à l'organisation des services qui ne permet pas de capter le maximum de femmes enceintes [1]. Nous considérions le nombre des femmes qui accouchent sans connaitre leur statut sérologique comme un besoin non couvert par le service de la PTME de CPN. Cette proportion serait un indicateur indirect de la couverture opérationnelle d'un service de PTME. Le test de dépistage du VIH est le point d'entrée pour les interventions spécifiques de la PTME. Parmi ces femmes, 62,9 % accepteraient de le faire en salle de travail si ce dépistage leur a été proposé. Donc, le fait de ne pas faire le dépistage du VIH en salle de travail pour rattraper cette catégorie des femmes reste une deuxième opportunité manquée (la première étant les CPN).

Mais, pour offrir un tel service, les prestataires de soins des salles de travail doivent avoir un niveau de connaissance suffisant avec des attitudes et pratiques favorables en rapport avec la PTME. Dans cette logique, nous avons jugé utile d'évaluer d'abord le niveau de CAP des prestataires de la salle d'accouchement.

4.3.2. Niveau de Connaissances, Attitudes et Pratiques des prestataires de la salle d'accouchement en rapport avec la PTME insuffisant

Dans notre étude, seuls 8,5 % des prestataires des soins de la salle d'accouchement à Lubumbashi avaient un niveau de CAP de la PTME suffisant (résultats présentés dans la section 2 du chapitre 3 de ce travail). Cette proportion est trop faible pour espérer une prise en charge optimale des parturientes, susceptible de contribuer à la réduction de la transmission verticale du VIH . Ndikom [10] avait observé une association positive entre la connaissance et le comportement en faveur de la PTME parmi les infirmiers et sages femmes de la maternité et de la pédiatrie dans certains hôpitaux du Nigeria.

Cette lacune trouve son explication dans la politique de mise en œuvre des services PTME en RDC. Ces services ont été introduits de manière verticale dans les différentes structures sélectionnées avec l'appui financier des différents bailleurs de fonds et ONG. En suivant les directives des bailleurs de fond, seuls les prestataires de soins prénatals étaient privilégiés à être formés plus que ceux de la salle d'accouchement. En 2009, en RDC, moins de 1% des structures offrant des services de consultation prénatales possédait du personnel bien formé selon les normes du PNLS [1] . On note l'absence de plan de formation continue national et décentralisé des ressources humaines en PTME/VIH et la forte mobilité des prestataires de santé formés en PTME [1] . Et pourtant depuis 2007, la révision des directives de PTME en RDC, prend en compte l'approche globale de la PTME avec les 4 composantes. Il s'agit de la prévention primaire de l'infection à VIH chez les femmes en âge de procréer ; la prévention des grossesses non désirées chez les femmes vivant avec le VIH ; la prévention de la transmission du VIH des mères vivant avec le VIH à leurs enfants et la fourniture de traitement, des soins et un soutien appropriés aux femmes vivant avec le VIH, à leurs enfants ainsi qu'à leurs familles. Dans la présente étude, seulement 53,6 % des prestataires interrogés ont déclaré avoir systématiquement proposé la planification familiale aux accouchées. La consultation post-natale était systématiquement proposée aux accouchées par 65 % des prestataires interrogés. Pourtant toutes les composantes doivent être mises en œuvre afin d'optimiser l'efficacité des programmes et atteindre l'objectif global d'améliorer la santé maternelle et infantile dans le contexte du VIH [12,13]. Sans un renforcement de capacité des prestataires de toutes les unités de la salle d'accouchement, une telle approche ne pourra jamais être réalisée en RDC ou à Lubumbashi en particulier. Par conséquent, le gouvernement doit aussi mobiliser les ressources nécessaires tant sur le plan financier que matériel pour combler cette lacune. Il suffit pour cela d'une prise de conscience qui se traduit par un véritable engagement national [14].

4.3.4. Mise en œuvre du dépistage du VIH en salle de travail

Comme nous l'avons dit ci haut, le dépistage rapide du VIH a été proposé aux parturientes dans les salles d'accouchement à Lubumbashi. Nous avons observé que 91,4 % des parturientes ont accepté librement de faire ce test de dépistage du VIH après *counseling* (résultats présentés dans la section 3 du chapitre 3 de ce travail). En outre, celles qui étaient séropositives ont adhéré au processus de prise en charge dans ce cadre. Il n'y a donc pas question d'éthique relative au consentement libre et éclairé en salle d'accouchement [15,16]. En plus, dans l'étude de Bello [17], le stress du travail d'accouchement n'influençait pas l'attitude des parturientes face au dépistage du VIH. Dans cette logique, contrairement à d'autres auteurs [18,19], nous confirmons que le dépistage rapide du VIH en salle de travail est faisable et efficient.

4.3.5. Approche stratégique pouvant contribuer à atteindre une couverture opérationnelle optimale de la PTME à Lubumbashi

Nos résultats présentés ci- haut ont montré que le dépistage rapide du VIH en salle de travail est accepté à Lubumbashi. En Afrique, Bello [17] et Perez [20] avaient aussi observé une grande acceptabilité en utilisant l'approche *opt out* aux CPN et en salle de travail. Etant donné qu'il existe à Lubumbashi des structures sanitaires qui offrent le service de PTME, nous pensons que proposer une telle stratégie de dépistage rapide du VIH en salle de travail pour les femmes dont le statut sérologique du VIH est inconnu, pourrait contribuer à éliminer les obstacles que posent les épreuves de dépistage au cours de CPN et augmenter la couverture opérationnelle du service au moindre coût. Car l'augmentation géographique de l'offre nécessite des moyens relativement élevés.

Pour atteindre un tel objectif, l'intégration de la PTME dans les services de santé maternelle, particulièrement aux CPN, en salle de travail, en postpartum et des autres services de santé de la reproduction (consultation post-natale et protection maternelle et infantile, planification familiale) doit être effective. Pour ce faire la stratégie *opt out* du dépistage VIH à toutes les parturientes doit être appliquée en trois étapes

- d'abord les renforcements de capacité des prestataires des services de santé maternelle par des formations ciblées sur la PTME et particulièrement le dépistage du VIH. Ces formations doivent être associées à une fourniture en intrants nécessaires pour faire le dépistage du VIH.

- ensuite les prestataires formés proposeront systématiquement le dépistage rapide du VIH à toutes les parturientes dont le statut VIH est inconnu à l'arrivée en salle de travail [1].

- enfin la mise en place d'un système organisé de suivi pour assurer la qualité du dépistage avec des superviseurs (laborantins et formateurs en PTME).

Cependant, les prestataires des soins devront tenir compte de l'état d'avancement du travail (dilatation cervicale à l'admission de la parturiente) et de la durée de *counseling*. Dans nos résultats, nous avons observé que d'une manière significative, l'acceptation du dépistage rapide du VIH en salle de travail était plus élevée chez celles qui sont en début de travail (une (dilatation $\leq$ à 4 cm) d'accouchement et lorsque la durée de *counseling* est $\leq$ à 5 minutes. Celles qui acceptent, ont tendance à le faire tout de suite (moins de 5 minutes). Concernant la période du travail, le début est le moment idéal à cause de la faible intensité et l'espacement des contractions utérines. Mais, nous avons observé qu'au fur et à mesure que l'étude se réalisait, les sages femmes formées devenaient habiles à réaliser le *counseling* dans un temps aussi court, à une période du travail avancée (8 cm). Ceci montre qu'un bref *counseling* (5 à 10 minutes) et un dépistage bien fait sont efficients sans créer un désagrément dans l'évolution normale du travail. Car celui-ci comprend des périodes d'accalmie sans contractions utérines [21]. De ce fait, si endéans 10 minutes une parturiente n'accepte pas le dépistage, on devra arrêter le *counseling* et attendre après son accouchement pour le lui proposer encore avant sa sortie de la maternité. Car, ce dépistage du VIH doit s'inscrire dans un continuum des soins en post-partum impliquant aussi d'autres services de santé maternelle comme la planification familiale.

Toutefois une telle stratégie doit s'intégrer dans une vision systémique. D'autres interventions à des différents niveaux du système de santé et de la communauté devront y être associées.

Conclusion et recommandations

Notre travail a montré que la proportion des femmes qui accouchent sans connaître leur statut sérologique au VIH est encore importante (52,6%), malgré le fait que le dépistage du VIH soit proposé lors des CPN. C'est un besoin non couvert et une deuxième opportunité manquée.

Parmi les facteurs associées à la faible utilisation de service de PTME aux CPN, nous notons principalement : le test non proposé par les prestataires des CPN, le manque d'information, les CPN non suivies et le manque de connaissance de la transmission verticale du VIH au moment de l'accouchement. Ces constats traduisent les faiblesses relatives à l'organisation des services qui ne permet pas de capter le maximum de femmes enceintes aux CPN.

En salle d'accouchement, le niveau de Connaissance, Attitude et Pratique (niveau de CAP) de prestataires concernant la PTME est très faible à Lubumbashi. Tout programme visant la santé du couple mère et enfant devrait prendre en compte la nécessité de renforcement de capacité des prestataires de la salle d'accouchement et d'intégration des programmes.

Le conseil et le dépistage du VIH sont bien acceptés dans nos salles d'accouchement. Dans cette étude la prévalence du VIH chez les parturientes examinées était de 4,8 %.

A la lumière de nos résultats, nous formulons quelques recommandations à différents niveaux d'intervenants dans le cadre de la PTME.

Aux autorités sanitaires du Katanga et celle de la RDC, nous formulons trois recommandations.

Premièrement le renforcement des capacités des prestataires et la redynamisation des services à court et long terme.

A court terme, d'initier et organiser des ateliers formatifs pour le renforcement des capacités sur la PTME à l'intention des prestataires de soins de la salle d'accouchement et de tous les autres unités de santé maternelle de Lubumbashi.

Le support de la formation sera le guide du prestataire en PTME de la RDC adapté à partir d'un guide générique de l'OMS. Il fournit des informations claires et précises, basées sur des faits, qui reflètent les recommandations les plus récentes en cette matière.

En outre, au niveau du système de santé dans son ensemble, il s'avère indispensable que le bureau de la zone de santé, les programmes nationaux de santé de la reproduction et de lutte contre VIH/SIDA et la coordination de la PTME s'impliquent pour assurer régulièrement la supervision et l'évaluation des activités de la PTME dans les maternités en vue d'assurer une qualité optimale des prestations.

Sensibiliser et impliquer dans cette organisation les acteurs de secteurs privé lucratif (structure sanitaire privée) et non lucratif (ONG, confession religieuses..) ayant des maternités pour assurer une large couverture de cette activité.

Mettre en place un cadre de concertation avec tous les acteurs concernés pour la mobilisation des ressources financières nécessaires à des tels ateliers et aux fournitures d'intrants.

Pour être efficient, ces ateliers pourront se faire en regroupant les prestataires dans leurs zones de santé respective, proche de leur lieu de travail pendant 2 jours. Et ces ateliers seront organisés progressivement dans toutes les zones de santé.

A long terme, de faire un plaidoyer auprès des institutions de formation des prestataires des soins (Sage femmes, infirmières et médecins) pour que la PTME soit suffisamment développée dans le cursus d'étude.

Deuxièmement, étant donné qu'il existe actuellement à Lubumbashi des structures sanitaires qui offrent le service de PTME, nous pensons que la stratégie « *opt out* » du dépistage rapide du VIH en salle de travail pour les femmes dont le statut sérologique du VIH est inconnu, contribuera atteindre une couverture opérationnelle optimale du service au moindre coût.

En troisième lieu, organiser une sensibilisation des femmes et de la communauté, spécifiquement sur la PTME. Ceci permettrait l'appropriation de cette prévention par la femme avec un impact positif sur l'utilisation de ce service.

Aux institutions de recherches, plusieurs investigations peuvent encore être réalisées au niveau de la politique sanitaire, communautaire et individuel dont :
- l'impact de la gratuité des soins pour les femmes VIH positives sur l'utilisation des services de PTME
- les barrières psychologiques, sociales et culturelles des femmes enceintes à l'utilisation des services PTME
- l'impact de messages du *counseling* utilisé sur l'acceptation du test de dépistage rapide du VIH en salle de travail

- la perception du dépistage rapide du VIH par les parturientes à Lubumbashi
- le taux de transmission verticale du VIH chez les enfants des mères séropositives dépistée en salle de travail et prise en charge.
- l'impact de l'intégration d'une approche globale de la PTME sur la qualité des soins de la mère et de l'enfant et l'utilisation de la planification familiale

Références

1. Ministère de la Santé. Plan d'élimination de la transmission mère enfant du VIH de la République Démocratique du Congo. Kinshasa: 2011.

2. Kateng M. Rapport de la coordination de la prévention de la transmission du VIH de la Mère à l'enfant du Katanga. Lubumbashi: 2011.

3. Mwembo-Tambwe NA, Lefebvre P, Kalenga MKP,. Acceptabilité du dépistage volontaire du VIH chez les femmes enceintes à l'Hôpital Général de Référence de Kenya à Lubumbashi en République Démocratique du Congo. Ann Afr Med 2011; 5(1): 926– 35.

4. Greeson, Dana, Elizabeth Preble, Maryanne Stone Jimenez, Cassandra Blazer. Increasing access to prevention of mother-to-child transmission services technical report. Arlington: Va.: USAID's AIDS Support and Technical Assistance Resources, AIDSTAR-One, Task Order 1. 2011.

5. Porignon D, Hennart P, Dramaix M, Donnen P .La recherché en santé : systèmes, acteurs et savoirs en République Démocratique du Congo. *Civilisations* 2006 ; 54, 167-177.

6. Trottier H, Ntetu LA, Viger YB .Les mesures et les modèles d'études en épidémiologie. In : Simpson A, Beaucage C et Viger YB editors. Epidémiologie appliquée, une initiation à la lecture critique de la littérature en sciences de la santé .2e ed. Boucherville: Gaetan Morin, Chenelier Education ; 2009. 318.

7. Husband R and Foster W. Understanding qualitative research: a strategic approach to qualitative methodology. J Human Educ & Dec 1987; 26:51-63

8. Wilson D and Mehryar A. The role of AIDS knowledge, attitudes, beliefs and practices research in sub-Saharan Africa. AIDS 1991; 5:177-188.

9. Joanna ORNE-GLIEMANN. Défis à la mise en œuvre de la prévention de la transmission mère-enfant du VIH en Afrique australe. Le cas d'un district rural du Zimbabwe. Thèse de Doctorat .Université de Bordeaux. 2005.

10. Okware S, Opio A, Musinguzi J and Waibale P. Fighting HIV/AIDS: is success possible? Bull World HealthOrgan 2001;79:1113-1120.

11. PNMLS. Intégration du Paquet Minimum d'Activités de Prévention de la Transmission du VIH de la Mère Enfant (PMA/PTME) dans les Services de Santé de la Reproduction.Module de formation des prestataires. Ministère de la santé. PNLS. Kinshasa ; 2005.

12. Eyakuze C, Jones DA, Starrs AM, Sorkin N. From PMTCT to a more comprehensive AIDS response for women: a much-needed shift. Dev World Bioeth. 2008; 33–42.

13. World Health Organization. Antiretroviral drugs for treating pregnant women and preventing HIV infection in infants in resource-limited settings towards universal access. Recommendations for a public health approach .2006 version.Geneva. 2006;

14. Chenge M. Organiser un système des soins de santé en milieu urbain: nécessité d'adapter le modele de district .Exemple de la ville de Lubumbashi en RD Congo. Thèse de doctorat en Santé Publique. Université de Lubumbashi.2011.

15. OMS. Atelier pour le renforcement des capacités dans le cadre de la réduction de la transmission mère-enfant du VIH. Rapport. Programme régional de lutte contre le SIDA. Dakar. OMS, 2001.

16. Johansson KA, Pedersen KB, Andersson AK. HIV testing of pregnant women: an ethical analysis. Dev World Bioeth 2011; 10: 1471-8847.

17. Bello FA, Ogunbode OO, Adesina OA, Olayemi O, Awonuga OM, Adewole IF. Acceptability of counselling and testing for HIV infection in women in labour at the University College Hospital, Ibadan, Nigeria. Afr Health Sci 2011; 11: 30 – 35.

18. Celetano DD. Is HIV screening in the labour and delivery unit feasible and acceptable in low income settings? PLoS Med 2008; 5: 107.

19. Desgrées du Loû A, Memmi S, Orne-Gliemann J. Strategies of HIV Prevention in Low and Middle-Income Countries. Open Infect Dis J 2010; 4: 92-100

20. Perez F, Zvandaziva C, Engelsmann B, Dabis F. Acceptability of routine HIV testing (« opt-out ») in antenatal services in two rural districts of Zimbabwe. J. Acquir Immune Defic Syndr 2006;41(4): 514–20.

21. Thoulon JM .La surveillance clinique et électronique du travail. In : Lansac J, Marret H, Oury JF, editors. Pratique de l'accouchement.4eme édition, Paris: Elsevier-Masson, 2006 : 41-76.

ANNEXES

Annexe.1. Acceptabilité du dépistage volontaire du VIH chez les femmes enceintes à l'hôpital général de référence de Kenya à Lubumbashi en République Démocratique du Congo

Mwembo-Tambwe N A [1,2]*, Lefebvre P [3], Kalenga MK P [1],

Article publié en Décembre 2011 dans les Annales Africaine de Médecine.

*Auteur correspondant:

Adresse e-mail: kalengamk@hotmail.com

albertmwembotambwe2008@yahoo.fr

1. Faculté de médecine de l'Université de Lubumbashi, Lubumbashi, RD Congo

2. Ecole de santé publique de l'Université libre de Bruxelles

3. Institut de Médecine Tropical d'Anvers Prince Léopold Anvers, Belgique

139

Résumé

Contexte

La majorité des enfants contaminés par le VIH se retrouve dans les pays en développement. En RD du Congo, le nombre de nouveaux cas de VIH pédiatriques est de l'ordre de 28461 par an. L'objectif de cette étude était de déterminer l'acceptabilité du dépistage volontaire du VIH et l'adhérence à la prise en charge chez les femmes enceintes au service de prévention de la transmission du VIH de la mère à l'enfant de l'Hôpital Général de Référence (HGR) Kenya .

Méthodologie

D'abord une analyse opérationnelle des étapes du dépistage du VIH de 4895 femmes enceintes reçues aux Consultation Prénatale a été réalisée selon le modèle de Piot en 2007. En suite, une enquête transversale avec un échantillon de convenance de 490 femmes enceintes a été réalisée à posteriori, pour rechercher les facteurs associés à l'acceptabilité du dépistage du VIH à cet hôpital. Les analyses statistiques descriptives et une régression logistique ont été réalisées. Le ratio de couverture de la Névirapine a été calculé.

Résultats

Parmi les femmes enceintes reçues à la CPN, 50,8 % ont accepté le *counselling* pré-test .De ces dernières, 80,0 % ont fait le dépistage du VIH et de celles-ci, 83% ont pris les résultats du test. L'acceptabilité du test était significativement plus élevée parmi les gestantes de bas niveau d'étude (*odds ratio* ajusté [ORa] = 6,8 ;Intervalle de Confiance[IC] 95% :3,5-13,35) et celles qui sont venues pour la première fois à la CPN (ORa=2, 3 ;IC :1,2-4,4). L'adhérence à la prise en charge était de 22,4% des couples mère-enfants. Le ratio de couverture en Névirapine était de 11,4 %

Conclusion

L'acceptabilité globale du dépistage du VIH et l'adhérence à la prise en charge sont relativement faibles à l'HGR Kenya. Pour améliorer le rendement de ce service, il faudrait sensibiliser les femmes et assurer le suivi des activités du service.

Mots clés : Acceptabilité, Adhérence, Dépistage volontaire du VIH, Prévention de la transmission mere-enfant

Acceptability of voluntary HIV testing by pregnant women at Kenya general reference hospital in Lubumbashi, Democratic Republic of Congo.

Abstract

Background

The majority of children infected with HIV is found in developing countries . In DR Congo, The number of new cases of pediatric HIV is on the order of 28,461 per year . The objective study was to determine the acceptability of HIV testing and adherence to care of pregnant women at the service of prevention of mother to child transmission of HIV (PMTCT) at the Kenya reference general hospital.

Methods

First operational analysis stages of HIV testing of pregnant women received 4895 for prenatal care was conducted according to the Piot model in 2007. Next, a cross-sectional survey with a convenience sample of 490 pregnant women was carried out retrospectively, to search for factors associated with acceptability of HIV testing at the hospital. The descriptive statistical analysis and logistic regression were performed. The Nevirapine coverage ratio was calculated.

Results

Among the pregnant women who received in the ANC, 50. 8 % accepted the pre-test counseling; among the last ones, 80.0 % ha realized the HIV testing and 83% of them returned came back to take results. The HIV testing was significantly more elevated brought up among the pregnant women of low education level (Adjusted odds ratio [ORa] = 6.8; 95 % Confidence Interval [CI],:3.5-13.4)and those who came for the first time to the ANC (ORa=2.3;95%IC:1.2-4.4).The adherence to the care has been 22.4 % of the couples mother-child. The Nevirapine coverage ratio was 11.4 %.

Conclusion

The global acceptability of HIV testing adherence to care are relatively low during this first year of practice of the PMTCT at the Kenya reference general hospital. To improve the performance of this service should educate women and establish a good system of monitoring

Key words : Acceptabilty, adherence, HIV testing; Prevention of mother to child transmission

Introduction

La transmission du VIH de la mère à l'enfant (TME) ou la transmission verticale est le mode de contamination principal des enfants dans le monde (1,2). Le risque de transmission de la mère à l'enfant peut être réduit grâce au dépistage sérologique du VIH, à l'administration des antirétroviraux au couple mère-enfant et à l'allaitement artificiel de substitution (3,4). Ces pratiques ont réduit la transmission verticale du VIH/SIDA dans les pays du Nord en dessous de 2 % (5). Cependant, ceci n'est pas le cas en Afrique subsaharienne (6). En République Démocratique du Congo (RDC), le problème posé par la TME est préoccupant. Avec une prévalence de 4,5 %, le nombre de femmes enceintes infectées par le VIH est estimé à 110.842 (7).

A Lubumbashi, dans le Sud-est du pays, la prévalence du VIH chez les femmes enceintes est de 6,6% (8). La province se situe parmi celles à haute prévalence du pays. Il est donc impérieux de promouvoir des mécanismes pouvant augmenter l'acceptabilité de test et l'adhérence au processus de la prise en charge chez les femmes enceintes.

Ainsi, l'objectif de cette étude était de déterminer l'acceptabilité du dépistage volontaire du VIH/SIDA et l'adhérence à la Prise en Charge(PEC) des femmes enceintes dans le service de PTME de l'Hôpital Général de Référence (HGR) Kenya après une année d'existence.

Méthodologie

Pour cette étude, l'acceptabilité comprend trois composantes essentielles à savoir le consentement pour le pré-test (acceptation du *counselling* pré-test), le consentement de faire le test du VIH (acceptation du test) et le taux de retour pour le *counselling* post-test (acceptation du post-test). Acceptabilité globale du dépistage du VIH est le produit de ces trois étapes.

Cette étude est observationnelle réalisée en deux étapes complémentaires. La première étape consistait en une analyse opérationnelle des étapes du dépistage du VIH aux CPN selon le modèle de Piot et la deuxième, elle était une enquête transversale descriptive et rétrospective réalisée au sein de l'HGR Kenya

Modèle d'analyse selon Piot

Ce modèle d'analyse consiste à évaluer des différentes étapes de la prise en charge d'un problème de santé (maladie) (9).Il permet « l'identification des disfonctionnements dans une stratégie dirigée contre ce problème défini dans une vision globale du fonctionnement de service ou programme». C'est en suivant cette logique que nous l'avons appliqué au service de PTME pour identifier les différents déperditions des femmes enceintes à chaque étape du dépistage du VIH et de l'adhérence à la prise en charge de celles qui étaient infectées par le VIH au sein de l'HGR Kenya.Le tableau 1 représente les différentes étapes du dépistage et de prise en charge gestantes et le calcul de leur probabilité au service de la PTME.

Tableau 1. Modèle d'analyse opérationnelle adaptée à partir du modèle de Piot (9)

Etapes	Probabilité (%)
Femmes enceintes venue à la première CPN =a	100
Femmes enceintes ayant accepté le counselling pré-test (acceptation du pré-test) =b	b/a*100
Femmes enceintes ayant fait le test (acceptation du test) =c	c/b*100
Femmes enceintes dépistées (Prévalence) =d	d/c*100
Femmes enceintes VIH + venues en counselling post-test (Taux de retour) =e	e/c*100
Femmes enceintes VIH + éligible, ayant reçu la Névirapine (NVP) au troisième trimestre de la grossesse au cours de CPN=f	f/c*100
Couple Mère VIH +et nouveau=né éligible ayant pris la NVP correctement † =g (Adhérence)	g/ *100

† Par «correctement» nous entendons les femmes qui ont pris un comprimé de 200mg de NVP en début du travail d'accouchement et pour le nouveau-né dans les 72 h après l'accouchement.

Pour analyser chaque étape de prise en charge, les données ont été collectées à partir des rapports mensuels de routine et registres des activités de la PTME sur une période allant d'avril 2006 à mai 2007.Ainsi, l'analyse opérationnelle de la prise en charge de 4895 femmes enceintes non testées au VIH a été réalisée. Le ratio de couverture en Névirapine (NVP) a été calculé (le nombre de femmes mises sous NVP sur le nombre total des femmes enceintes séropositives attendues pour une prévalence de 6,6 % (8) du site sentinelle de la séroprévalence de Lubumbashi).Toutes les femmes enceintes reçues en CPN étaient incluses dans l'étude.

Enquête transversale

Pour rechercher les facteurs associés à l'acceptabilité du dépistage du VIH chez femmes enceintes, une enquête transversale complémentaire a été réalisée. D'une manière rétrospective les informations sociodémographiques, obstétricales et relatives au dépistage du VIH ont été recueillies à partir des registres de la PTME pour l'année 2007. Un échantillon de convenance de 490 femmes enceintes en post-test (10% du total 4895) a été tiré.

Analyses statistiques

Pour l'analyse des données, les statistiques descriptives usuelles, le test de [Chi^2] d'indépendance de Pearson et une mesure d'association (*Odds Ratio*) entre l'acceptabilité du dépistage du VIH et les variables sociodémographiques (âge de la gestante, niveau d'instruction, profession, état civil), obstétricale (âge de la grossesse en semaine d'aménorrhée, nouveau ou ancien cas aux CPN) et le délai (en jour et semaine) de l'annonce des résultats en post-test ont été utilisées. Afin d'ajuster ces associations, une régression logistique a été réalisée dans une approche exploratoire forward. Toutes les expositions étaient *a priori* d'intérêt égal .Le gain dans la précision du modèle en ajoutant une variable était balancé avec le principe de la parcimonie. Pour vérifier l'adéquation du modèle final de régression, le test d'ajustement de Hosmer et Lemeshow a été appliqué. Le seuil de signification a été fixé à 5 % et les Intervalles de Confiance (IC) à 95%. Les données ont été encodées dans Epi-info 3.4.1 2007 et analysées à l'aide du logiciel, STATA version11.

Résultats

La figure 1 montre l'acceptabilité du dépistage du VIH aux différentes étapes du *counselling*. De toutes les femmes enceintes reçues aux CPN, environ 51% (IC 95 % : 50-52 %) ont accepté le *counselling* pré-test. De ce groupe, 80% (IC 95 % : 78-82 %) ont ensuite accepté de se soumettre au test du dépistage VIH. Parmi ces dernières, 83% (IC 95 % : 85-91 %) sont venues prendre les résultats (post-test). L'acceptabilité globale du test était de 33,7 %.

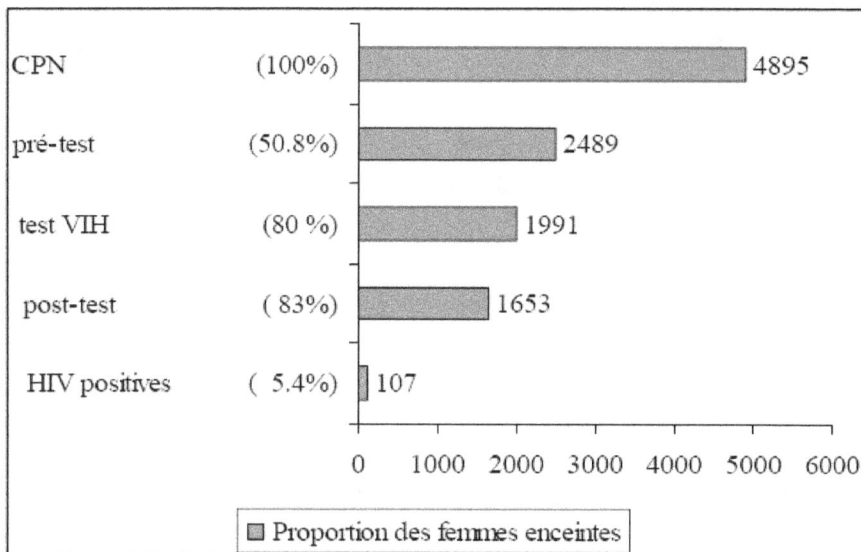

Figure 1. **Proportion des femmes enceintes acceptant chaque étape de** *counselling* **à l'hôpital Kenya de Lubumbashi (RDC) en 2006 et 2007**

Du tableau 2, il se dégage que l'acceptabilité du dépistage du VIH à la CPN était significativement plus élevée parmi les femmes enceintes de bas niveau d'étude que chez celles de niveau moyen (ORa : 6,8 ; IC 95 % : 3,5-13,3) et chez celles qui sont venues pour la première fois aux CPN (ORa : 2,3 ; IC 95 % : 1,2-4,4).

Tableau 2. Facteurs sociodémographiques et obstétricaux associés à l'acceptabilité du dépistage du VIH des gestantes lors de la consultation prénatale à l'hôpital général de référence Kenya à Lubumbashi en 2007

Facteurs	Acceptabilité du dépistage du VIH %	OR brut (IC 95 %)	OR ajusté* (IC 95 %)	p
Age de la femme (années)				0,27
≤ 25 (n=263)	90,5	1,1 (0,6-2,0)	0,7 (0,4-1,3)	
>25 (n=227)	89,9	1,0	1,0	
Médiane : 26 (Quartile$_1$:21 ; Quartile$_2$:30)				
Etat matrimonial				0,69
Mariée (n=447)	89,9	0,7(0,1-2,2)	0,7(0,2-3,5)	
Non mariée (n=43)	93	1,0	1,0	
Niveau d'instruction				0,00
Bas (n=343)	95,6	6.3 (3,3-13)	6,8(3,5-13,4)	
Moyen (n=147)	77,5	1,0	1,0	
Profession**				
Employée (n=59)	93,2	1,6 (0,6-6,2)	-	-
Ménagère (n=387)	89,8	1,0		
Age de la grossesse en semaines d'aménorrhée				0,96
≤ 24(n=261)	93,1	2,1(1,1-4,1)	1,0(0,9-1,1)	
>24 (n=227)	86,8	1,0	1,0	
Première consultations prénatales pour cette grossesse				0,01
Oui (n=119)	91,4	2,0(1,1-4,7)	2,3(1,2-4,4)	
Non (n=144)	83,3	1,0	1,0	

* OR ajutés par rapport aux autres variables au moyen de la régression logistique ; IC : Intervalle de Confiance.

**La profession a été exclue du modèle par principe de parcimonie avec un test du rapport des maximums de vraisemblance (LR) non significatif.

Délai de l'annonce des résultats au *counselling* post –test

Sur 444 gestantes venues en post-test pour recevoir leurs résultats, 86 % les ont eu le même jour, 10 % dans une semaine et 3,2 % au de là d'une semaine jusqu'à 4 mois après avoir fait le test de dépistage du VIH.

Séroprévalence du VIH chez les femmes enceintes

Parmi les 1991 femmes enceintes testées aux services de PTME, 107 étaient séropositives au VIH, soit une prévalence de 5,4 % (IC 95 % : 4.4-6,3 %). Les femmes enceintes de 15 à 24 ans représentaient 29 % des femmes VIH positives.

Partenaires amenés par les femmes enceintes (épouses) pour être testés

Sur 1991 femmes enceintes examinées, 1,9 % ont amené leurs partenaires pour effectuer le test de dépistage du VIH. Ces partenaires ont accepté toutes les étapes de la prise en charge.

Adhérence des femmes enceintes séropositives au traitement

La figure 2 montre que : 107 femmes enceintes VIH positives dépistées ; 82 (76,7 %) sont venues pour le *counselling* post-test ; (37) 34,6 % ont reçu la Névirapine au troisième trimestre de grossesse et 25 (23,4 %) ont accouché à l'hôpital. En ce qui concerne l'adhérence à la prise en charge, 24 couples mère-enfants (22,4 %) ont pris correctement la Névirapine. Le ratio de couverture en Névirapine était de 11,4 %.

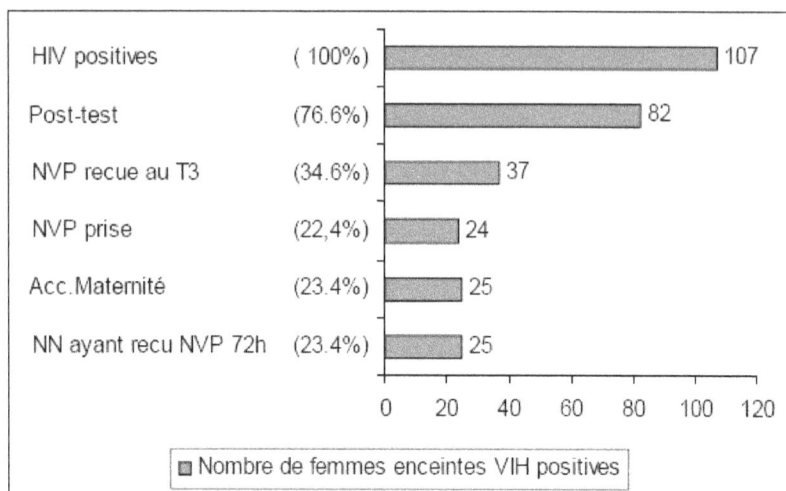

Figure 2. Adhérence des femmes enceintes VIH positives aux étapes de la PEC à l'HGR Kenya à Lubumbashi (RDC) en 2006 et 2007.

Discussion

Acceptation du *counselling* pré-test

Dans cette étude, 50,8% des femmes enceintes reçues aux CPN ont accepté le *counselling* pré-test. Cette proportion était inferieure à la moyenne nationale (69 %) de la RDC de 2006 (9). Ceci est dû à des disparités existantes entre les différentes provinces du pays dont certaines ont des taux plus faibles comme celle du Maniema (2 %) et d'autres des taux élevés comme le Kasaï Oriental (95 %) (10). Au niveau africain, la proportion observée dans notre étude restait supérieure à celles rapportées dans certaines villes du Burkina-Faso (18 %) (11).

L'acceptation du *counselling* pré-test dépend de plusieurs facteurs dont le niveau de connaissance sur le VIH, la perception de la maladie par les femmes, le contexte socioculturel et la manière dont la sensibilisation est réalisée au niveau de la CPN (11). Le manque de connaissance suffisante caractérise cette population féminine de la zone de santé Kenya. D'une manière générale cette population peu instruite et appartenant à des classes démunies.

148

Acceptation du test de dépistage du VIH

Parmi les femmes enceintes reçues en *counselling* pré-test, 80 % ont accepté le test du dépistage VIH. Cette proportion était supérieure à celle d'un autre HGR de la place (Hakika) qui était de 50 % (12), à la moyenne provinciale (50 %) du Katanga en 2006 (10). Par contre, elle était légèrement inférieure à la moyenne nationale estimée à 87 % (10). Au niveau africain, nos chiffres étaient supérieurs à ceux observés dans certaines régions de la Zambie (72 %) (13).

Plusieurs facteurs peuvent expliquer ces disparités. Une faible acceptation du test de dépistage peut être dû à une mauvaise qualité du service de consultations inadéquats (14,15).

Du coté de la femme enceinte et de la communauté, les raisons avancées sont : la peur de connaitre son statut sérologique, de la stigmatisation, de la violence conjugale et l'ignorance (14,16). Dans le cas de l'hôpital Kenya du coté du service le *counselling* était pris en charge par une seule personne sur les 17 personnes formées. Vu la fréquentation élevée du service, il existe un risque de surcharge pouvant altérer la qualité du travail. Il est possible que certaines femmes repartent sans consulter. Par contre certains facteurs favorisent l'acceptabilité du dépistage du VIH.C'est le cas de la perception du bénéfice de l'examen, la confidentialité des résultats, la disponibilité des antirétroviraux, une bonne information sur le VIH-Sida, l'existence d'un service de PTME à la CPN et l'approche du dépistage utilisée (17,18).Les programmes qui attendent que la demande vienne de la femme enceinte (*opt-in*) présentent de faibles proportions de dépistage par rapport à ceux qui proposent systématiquement le test à toutes les femmes enceintes qui viennent aux CPN de routine (*o-out*) (17,18).

Taux de retour pour le *counselling* post –test

Parmi les femmes enceintes qui ont effectué le test de dépistage du VIH, 83 % sont revenues retirer les résultats en *counselling* post-test. Cette proportion était supérieure à la moyenne de la province du Katanga en 2006 et de la moyenne nationale (87,9 %) (10). Sur le plan africain, elle était proche de celle d'un site du Zimbabwe (83 %) (21). Généralement, La proportion des femmes enceintes qui viennent retirer le résultat du test est inférieure à celui de l'acceptation du test. Dans notre série, l'acceptabilité du dépistage du VIH jusqu'au post test, était significativement plus élevée chez les femmes enceintes de bas niveau d'étude et celles qui sont venues pour la première fois aux CPN.

Le franchissement de cette étape est indispensable pour poursuivre la prise en charge des femmes enceintes VIH positives par le service de PTME. Une longue période de temps entre le test de dépistage et la communication des résultats influence négativement le taux de retour (16). A Lusaka, le taux de retour le plus élevé a été obtenu dans un site où le résultat du test était communiqué le même jour (21). Pour l'hôpital Kenya ce taux élevé peut également être expliqué par l'usage de tests rapides permettant de communiquer le résultat le jour même (86 % des cas). En somme, le *counselling* post-test doit permettre à la femme enceinte de prendre une décision et de faire face à ses émotions une fois que le résultat du test est connu.

Dans cette étude, l'acceptabilité globale du test de dépistage du VIH parmi les femmes enceintes de l'HGR Kenya est de 33,8 %. Dabis et al (2) dans son étude a l'estimée à 65 %, à partir du produit de l'acceptation du test et post-test seulement. Si nous procédons de la même manière que lui, nous obtenons une valeur proche de la sienne (66 %). Ceci renforce nos observations selon lesquelles c'est au niveau de la CPN que peu de femme enceintes accèdent au *counselling* pré-test, traduisant la nécessité d'organiser une sensibilisation ciblée.

Prévalence du VIH

La prévalence du VIH chez les femmes enceintes à l'hôpital Kenya de Lubumbashi était de 5,4 %. Elle est proche de celle trouvée chez les femmes enceintes du site sentinelle (4,6 % ; IC 95% : 2,9-7,1) de la séro-surveillance de Lubumbashi [22] et de la prévalence (4,3 %) nationale du HIV [23].Cette prévalence est supérieure à celle observée en 2009 par Muanda et al chez les gestantes épouses des militaires était de 4,2 % à Kinshasa (24) Cela traduit une disparité existant entre provinces de la RD Congo.

Une attention particulière doit être accordée particulièrement aux femmes de 15 à 24 ans (28,9 %) témoins indirects d'une infection récente au VIH dans la population (25). Ce groupe nécessite des mesures de prévention primaire pour réduire l'incidence du VIH dans la population. Si ces jeunes femmes pouvaient être suffisamment informées sur la PTME comme faisant partie des activités de routine de la CPN même avant leur première grossesse, l'acceptabilité du test et l'adhérence à la PEC pourront s'améliorer.

Partenaires amenés par les femmes enceintes pour être testés

Sur 1991 femmes enceintes examinées, 1,9 % ont amené leurs partenaires pour faire le test de dépistage du VIH. Et ces partenaires ont accepté toutes les étapes de prise en charge.

Ces chiffres sont supérieurs à celui de Nyanza en République de Kenya qui était de 1% (26) et inferieurs à ceux (2,3 %) observés au Zimbabwe par Perez et al (27) et Shetty et al (20) (17 %).

Dans le contexte socioculturel de Lubumbashi, le mari ou le partenaire a une grande influence sur la femme. Partant de notre observation, la plupart des femmes de la zone de santé Kenya consultant à cet hôpital sont peu instruites et dépendant économiquement de leurs partenaires. A cela s'ajoutent les inégalités du genre liées à la culture conférant à la femme une faible autonomie décisionnelle sur sa propre santé (11). Cela se traduit par le refus de faire le test sans l'avis du partenaire et même le découragement de suivre les autres étapes de la prise en charge. Il s'avère donc important pendant le *counselling* de viser à l'implication du partenaire qui pourrait alors se traduire par un soutien de la femme VIH positive et renforcer l'adhérence à la prise en charge.

Adhérence des femmes enceintes HIV positives à la PEC

L'adhérence à la PEC est un processus déterminant pour la réduction de la transmission verticale du VIH (28). Le traitement prophylactique à la Névirapine en dose unique doit être utilisé correctement par les gestantes VIH positives dépistées et leurs nouveau-nés. Parmi les 107 des femmes enceintes VIH positives dépistées, seules 30,5 % ont reçu la NVP au troisième trimestre de grossesse. Nos chiffres sont inférieurs aux moyennes provinciales pour le nombre de gestantes VIH positives ayant reçu la NVP (41,1 % pour la province du Katanga).

Concernant l'adhérence à la PEC, seulement 22,4 % des couples mère VIH positives et enfants ont reçu correctement le traitement. Pour augmenter cette adhérence trois niveaux de prise en charge méritent d'être considérés à savoir : le moment de remise de la NVP à la femme enceintes aux CPN, la prise du médicament au début du travail et le lieu d'accouchement. Le moment de la remise de la NVP est prévu entre 34 à 36 semaines d'aménorrhée (29). Mais dans notre étude peu de femmes enceintes VIH positives sont revenues prendre la NVP aux CPN à ce moment. Le ratio de couverture en NVP était de 11,4 %. La NVP pourrait être remise à toutes les femmes enceintes infectées par le VIH dès que le diagnostic est posé comme cela se fait en Zambie (30). Concernant le moment de la prise du médicament les femmes enceintes prendre la NVP elles-mêmes à domicile aussi tôt que le travail d'accouchement a débuté.

En ce qui concerne les lieux d'accouchement ,il faut stimuler les femmes enceintes VIH positives à accoucher dans une maternité là où il y a un service de PTME afin de pouvoir bénéficier d'une prise en charge adéquate. Mais dans cette étude seulement 23,2 % des femmes enceintes VIH positives ont accouché à l'hôpital. Pour accroître ce nombre, les barrières financières devront être levées pour ces catégories des gestantes. Vu leur nombre réduit par rapport à toutes les gestantes qui accouchent, cela ne devrait pas trop peser sur le recouvrement de coût de l'hôpital. En outre le conseil chez toutes les parturientes pourra permettre de rattraper celles qui ont oublié de prendre leur produit à temps ou ne voulaient peut être pas déclaré leur statut sérologique. Dans la même logique il faudrait envisager un bon suivi des gestantes VIH positives même à domicile et une collaboration avec les structures où elles vont accoucher.

Limites et force de l'étude

Les données ont été récoltées dans les registres et rapports de routine de la PTME. Les informations n'étaient pas exhaustives .Nous n'avions pu analyser que les variables qui y étaient disponibles. Cela constitue une limite de cette étude. Malgré cette limite, c'est le premier travail dans notre milieu qui réalise une analyse opérationnelle des étapes du dépistage du VIH chez les femmes enceintes.

Conclusion

L'acceptabilité globale du dépistage du VIH et l'adhérence à la prise en charge sont relativement faibles à l'HGR de Hôpital Kenya. Pour améliorer le rendement de ce service, il faudrait sensibiliser les femmes et la communauté ; et mettre en place un bon un système de suivi des activités du service.

Remerciements

Nous remercions le Professeur Pierre Buekens pour avoir apporté des corrections à cet article.

Conflit d'intérêt

Il n'y a pas de conflit d'intérêt.

Contribution des auteurs

Tous les auteurs de cet article ont apporté une contribution significative à l'élaboration et à la conception et/ou à l'analyse et à l'interprétation des données, à l'élaboration de l'article ou à la révision critique de son contenu intellectuel, et tous les auteurs approuvent la version soumise aux Annales Africaines de médecine

Références

1. Dabis F, Ekpini ER. HIV-1/AIDS and maternal and child health in Africa. *Lancet* 2002; 359: 2097-20104.

2. Dabis F, Newell ML. Franssen L , Saba J, Lepage P, Leroy V, et al. Prevention of mother to child transmission of HIV in developing countries: recommendations for practice. *Health Policy Plan* 2000;15:34-42.

3. Le Coeur S. Prévention de la transmission mère-enfant du VIH. In: Guillaume A, Klat M editors. Santé de la reproduction au temps du Sida en Afrique. Centre de Population et Développement(CEPED), Nogent-sur-Marne; 2004 ; 109-117.

4. Desclaux A. Transmission du VIH par l'allaitement: mesures de prévention en Afrique. In: Guillaume A, Klat M, editors. Santé de la reproduction au temps du Sida en Afrique. Centre de Population et Développement (CEPED), Nogent-sur-Marne; 2004 ; 120-129.

5. Maclean CC et Stringer JSA. Potential Cost-Effectiveness of maternal and infant antiretroviral Interventions to prevent Mother- to- child tranmission during breast-feeding. *J Acquir Immune Defic Syndr* 2005 ; 38: 570-577.

6. Doherty T, Chopra M, Nsibande D, Mngoma D. Improving the coverage of the PMTCT programme through a participatory quality improvement intervention in South Africa. BMC Public Health. 2009;9:4067.

7. PNMLS. Rapport de mise en oeuvre de la déclaration d'engagement des chefs d'Etat et de Gouvernement pour la lutte contre le VIH/SIDA en RDC. UNGASS 2005..Kinshasa: Programme National Multisectoriel de Lutte contre le VIH/SIDA; 2005.

8. PNLS. Rapport de la séro-surveillance. Kinshasa: Programme National de Lutte contre le VIH/SIDA; 2005.

9. Mercenier P. La tradition et le pouvoir des statuts -jouent-ils en faveur du blocage ou de la créativité ? In: Van Lerberghe W, de Béthune X, editors.; 8 Intégrations et Recherche, Antwerp: (Studies in Health Services organisation & Policy). ITGPress;1998:1-16.

10. PNLS. Rapport annuel 2006.Kinshasa: Programme National de Lutte contre le VIH/SIDA; 2007.

11.Pignatelli S, Simpore J, Virginio P, Ouedraogo L,Conombo G, Saléri N ,et al. Factors predicting uptake of voluntary counselling and testing in a real-life setting in mother-and-child center in Ouagadougou, Burkina Faso. *Trop Med Int Health* 2006; 11: 350-357.

12. Programme Santé de la GTZ en RDC. Rapport d'activité PTME /CCDV. Financement de la fondation Roi Baudouin. Sud Kivu et Katanga. Octobre 2004-Juin 2006. Kinshasa: Coopération Technique Allemande; 2006.

13. Stringer EM, Sinkala M, Stringer JS, Mzyece E, Makuka I, Goldenberg RL, et al. Prevention of mother to Child transmission of HIV in Africa: Successes and challenges in scaling-up a NP-based program in Lusaka, Zambia. *Aids* 2003;17:1377-1382.

14. Moth A, Aynyo AD, Kawviv, Announment of utilisation of PMTUT services at Nyanza Provincial Hospital, Kenya . *J Soc Aspects HIV/AIDS* 2005 ; 2: 244-250.

15. Castle S .Doubting the existence of AIDS: barrier to voluntary HIV testing and counselling in urban Mali. *Health Policy Plan* 2003; 18(2):146-155.

16. Kalichman SC, Simbayi LC,HIV testing attitudes, AIDS stigma, and voluntary HIV counselling and testing in a Black township in Cape Town, South Africa. *Sex Transm Infect.* 2003;79: 442-447.

17. Perez F,Zvandaziva C, Zvandaziva C,Engelsmann B, Dabis F. Acceptability of routine HIV testing (Opt-Out)in antenatal services in two rural districts of Zimbabwe. *J Acquir Immune Defic Syndr* 2006; 41(4): 514-520.

18. Pai NP, Tulsky JP, Cohan D, Colford JM, Reingold AL. Rapid point-of-care HIV testing in pregnant women: a systematic review and meta-analysis. *Trop Med Int Health* 2007; 12(2):162-173.

19. JayaramanGC, Preiksaitis JK, Larke B. Mandatory reporting of HIV infection and opt-out prenatal screening for HIV infection: effect on testing rates.*CMAJ* 2003; 168: 679-682.

20. Shetty AK, Mhazo M, Moyo S, Lieven A , Mateta P, Katzenstein D, et al. The feasibility of voluntary counselling and HIV testing for pregnant women using community volunteers in Zimbabwe. *Int J STD AIDS* 2005; 16: 755-759.

21.Cartoux M, Meda N, Van de Perre P, Newell ML, Vincenzi I, Dabis F, et al. Acceptability of voluntary HIV testing by pregnant women in developing countries: an international survey AIDS 1998; 12: 2489-93.

22. PNMLS. Rapport national de suivi de la déclaration d'engagement (UNGASS) sur le VIH/sida. Kinshasa ; 2010. http://www.pnmls.cd/IMG/pdf/Rapport_UNGASS_2010.pdf

(consulté le 3 octobre 2011).

23. PNLS. Rapport épidémiologique de surveillance du VIH chez les femmes enceintes fréquentant les structures de CPN en.2009.Kinshasa. PNMLS, 2010. http: //bdd.pnmls.cd /search/all.php (consulté le 04 octobre 2011)

24. Muanda, P.; Mbanzulu, P.; Sumaili, E. K.; Kangudia, M.; Lokomba, V. B.; Matanda, R. M. Impact de l'infection à VIH maternelle sur les paramètres anthropométriques néonatals. Cas de la maternité du CMT. Ann. Afr. Med 2009; 3(1) :364-370.

25. Rehle T, Shisana O, Pillay V , Zuma K , Puren A , Parker W .National HIV incidence measures – new insights into the South African epidemic. *SAMJ* 2007; 97(3): 194-199.

26. Van't Hoog AH, Mbori-Ngacha DA, Marum LH, Otieno JA, Misore AO, Nganga Preventing mother-to-child transmission of HIV in Western Kenya: operational issues.*J Acquir Immune Defic Syndr* 2005; 40(3): 344-349.

27. Perez F, Orne-Gliemann J, Mukotekwa T, Miller A, Glenshaw M ,Mahomva A , Dabis F. Prevention of mother to child transmission of HIV: evaluation of a pilot programme in a district hospital in rural Zimbabwe. *BMJ* 2004 ; 329: 1147-1150.

28. Albrecht S, Semrau K, Kasonde P, Sinkala M, Kankasa C, Vwalika C.Predictors of non adherence to single-dose Nevirapine therapy for the prevention of mother-to-child HIV transmission. *J Acquir Immune Defic Syndr* 2006; 41(1): 114-118.

29. Stringer JS, Rouse DJ, Vermund SH, Goldenberg RL, Sinkala M, Stinnett AA .Cost-effective use of Nevirapine to prevent vertical HIV transmission in sub-Saharan Africa. *J Acquir Immune Defic Syndr* 2000; 24(4): 369-377.

30. Stringer JS, Sinkala M , Maclean CC, Levy J, Kankasa C, Degroot A, et al. Effectiveness of a city-wide program to prevent mother-to-child HIV transmission in Lusaka, Zambia. AIDS 2005; 12; 19(12): 1309-13015.

Annexe.2. Questionnaires par objectifs

> **Objectif 1.Accouchées avec statut sérologique VIH inconnu**
>
> **Questionnaire d'enquête**

Ce questionnaire concerne les accouchées récentes (qui sont encore à la maternité).Certaines réponses nécessitent le remplissage des cases en fonction des réponses proposées et d'autres il faudra écrire la réponse de l'interviewée .Bonjour madame pour avoir accepté de participer à cette enquête. Je vais vous poser quelques questions en rapport avec le VIH.

Numéro échantillon /__/__/__//__/

Nom de la structure..
Zone de Santé de la structure sanitaire................   /__/
1=Lubumbashi 2=Ruashi 3=Kamalondo 4=Kenya 5=Katuba   6=Kampemba
7=Mubunda   8=Tshamilemba   9=Vangu 5= Kisanga
Niveau opérationnel de la structure sanitaire .....   /__/
1=Centre de santé 2=Hôpital de référence 3=Polycliniques
Appartenance de la structure ....   /__/

I. Informations sociodémographiques	
A. FEMME Date d'accouchement : .... /........../................	
1. En quelle année êtes-vous née ?	/__//__//__//__/
2. Quel est votre niveau d'étude? (mettez l'année ou le diplôme d'étude le plus élevé obtenu .exemple : premier primaire....)	
3. Quel est votre état matrimonial actuel ? 1=Célibataire 2=Mariée (*dépôt de la dot dans la famille de la femme*) 3=Divorcée 4=Veuve 5=Union libre (pas de *dépôt de la dot dans la famille de la femme*)	/__/
4. Actuellement avez-vous un emploi ? 1=Oui 2=Non	/__/
5. Si oui : Dans quel secteur vous êtes employée : 1=Secteur publique (nom de l'entreprise.....................................) 2=Secteur privé (nom de l'entreprise.......................................)	/__/
6. Avez-vous une activité libérale rémunératrice ? 1=Oui 2=Non	/__/
7. Dans quelle commune habitez-vous ? 1=Annexe 2=Lubumbashi 3=Kamalondo 4=Kampemba 5=Katuba 6=Kenya 7=Ruashi.	/__/
8. Principalement de quel type de matériau le sol de votre logement actuel est-il fait ? 1=Carrelage 2=Ciment 3=Terre battue 4=autres à préciser	/__/

157

9. Principalement de quel type de matériau la toiture de votre logement actuel est-elle faite ? 1=Dalle en béton 2=bloc ciment 3=Tôlé galvanisée 4=paille 5= autres à préciser ……………..……………	/__/
10. Principalement avec quel matériau les murs de votre logement ont-ils été construits ? 1=Béton armé ; 2=Blocs ciments ; 3=Briques cuites ; 4=briques adobes ; 5 =autres à préciser …………………………….	/__/

11. Sur la liste ci-dessous, quels sont les biens que vous possédez (appartenant au ménage) :   1=Oui
     2=Non
  Moto
  Véhicule
  Vélo
  Téléviseur
  Congélateur ou frigo
  Magnétoscope ou lecteur DVD
  Radio Cassette ou chaine musicale
  Cuisinière ou réchaud
  Antenne parabolique
	
	/__/
	/__/
	/__/
	/__/
	/__/
	/__/
	/__/
	/__/
	/__/

12. Quel est votre statut d'occupation de l'actuel logement ? 1=Propriétaire ; 2=Locataire ; 3=Logé par l'employeur ; 4=logé par un parent ou ami ; 5=garde-chantier ; 6=sous-logé. **(Poursuivre le questionnaire au verso)**	/__/
13. Votre logement actuel est il composé de combien de pièces ? (compter la cuisine, chambre à coucher, salle de séjour, salle à manger ou toute autre pièce finie. Ne compter pas la salle de bain, toilette ou couloir ou chambre utilisé à des fins commerciales)	/__//__/
14. Votre logement actuel a-t-il un raccordement d'eau potable ? 1=Oui 2=Non	/__/
15. Votre logement actuel a-t-il un raccordement d'électricité ? 1=Oui 2=Non	/__/
16. Disposez-vous d'une réserve de vivre sous forme de produits vivriers ou de l'argent disponible pour vous nourrir ? 1=Oui 2=Non	/__/
17. Si oui, pour combien de temps ? 1=le prochain mois ; 2=La semaine prochaine ; 3=Les trois jours prochains	/__/
Apres avoir interrogé la femme, vous pouvez l'interroger sur son conjoint avec les Questions 18 et 19.La question numéro 3 à déjà précisé si elle a un conjoint ou pas **B. CONJOINT**	
18. Quel est son niveau d'étude? (mettez l'année ou le diplôme d'étude le plus élevé obtenu .exemple : premier primaire….) …………………………………..	
19. Actuellement a-t-il un emploi .C'est à dire toute activité rémunératrice ? 1= Oui 2=Non **(si non, passer à la question 21)**	/__/
20. Dans quel secteur est-il employé ? 1=Secteur publique (nom de l'entreprise) 2=Secteur privé (nom de l'entreprise…) 3=Libéral 4=Autre (à preciser…………………….)	/__/
II. Antécédents gynécologiques et obstétricaux	

21. Combien d'enfants (vivants ou morts) avez-vous mis au monde ?	/__//__/
22. Parmi les incidents ci-dessous le(s) quel(s) vous aviez déjà eu : 1=Avortement 2=Accouchement prématuré 3=Mort né 4=Faible poids de naissance 5=Aucun	**1 2 3 4 5**
23. Aviez-vous déjà été opérée d'une césarienne ? 1=Oui 2=Non	/__/
24. Madame étiez-vous venue aux Consultations Prénatales (CPN) au cours de cette grossesse ? 1=Oui 2=Non (si oui passer à la question 26)	/__//__/
25. Si non, pourquoi vous n'êtes pas venue aux CPN ?...............	
26. Si oui : Pendant quel mois de la grossesse êtes-vous venue pour la première fois recevoir des soins prénatals ?.. *Notez la réponse en mois .Si elle répond en semaine, convertissez en mois (un mois égale 4 Semaines). Si la cliente ne sait pas, notez 0.*	/__/
27. Pour quelle raison étiez-vous venue à cette première CPN ?	/__/
28. Combien de fois êtes-vous venue aux CPN au cours de cette dernière grossesse ?	/__//__/
III. Questions pour savoir si l'accouchée avait fait le dépistage du VIH /SIDA *Maintenant, madame je vais vous poser quelques questions concernant le dépistage du virus du VIH chez la femme enceinte.*	
1. Selon vous, une mère qui a le virus du SIDA peut-elle le transmettre à son enfant pendant l'accouchement? 1=Oui 2=Non 3=Je ne sais pas.	/__/
2. Selon vous, une mère qui a le virus du SIDA peut-elle le transmettre à son enfant pendant l l'allaitement ? 1=Oui 2=Non 3=Je ne sais pas.	/__/
3. Au cours de cette grossesse, aviez-vous effectué le test pour connaitre si vous- avez le virus du SIDA ? 1=Oui 2=Non *Si oui ; on continue avec les questions 4 , 5 et 6. Si c'est non; passez à la question 7.*	/__/
4. Pouvez-vous nous citer dans quel l'hôpital ou le centre de santé où vous aviez fait cet examen ?	
5 Si vous êtes d'accord madame pourriez –vous nous donner votre nom .Nous irons vérifier sur la liste de celles qui ont fait cet examen sans regarder les résultats de l'examen ?	
6. Lorsque vous avez effectué le test, aviez-vous demandé vous-même à le faire, vous l'a-t-on proposé ou bien était-il imposé ? 1=test demandé 2=test proposé et accepté 3=test imposé	/__/
7. Pourquoi vous ne l'aviez pas fait ?	

8. Peut-on vous faire cet examen maintenant ? *(Si oui le test est fait)*	1=Oui 2=Non	/__/
Nom et signature de l'enquêteur Date	Heure de début : Heure de la Fin :	Durée de l'interview

Objectifs 2 .Niveau de connaissance, attitude et pratique du personnel de santé en matière de la PTME
Questionnaire d'enquête

Ce questionnaire sera adressé à la sage femme, infirmière et médecin des structures de santé sélectionnées.

Bonjour monsieur (madame) pour avoir accepté de participer à cette enquête. Je vais vous remettre ce questionnaire comprenant 10 questions concernant la PTME en général et dans votre structure en particulier.

Vous pouvez répondre aux questions posées et me le remettre dans 30 minutes. Ne mentionnez pas votre nom.

Identification du prestataire de santé interrogé
Age........année révolue
Qualification : infirmière, sage femme ou Médecin.
Nombre d'année de service :..........
Formation reçue *: PTME, SOUB, SOUC, SONU, SR
Responsabilité.........................

Questions	Score
1. Pouvez-vous nous citer les voies de transmission du VIH de la mère à l'enfant (transmission verticale) ?..	
2. A quels moments le risque de cette transmission est-il élevé	
3. Comment peut-on éviter les nouvelles infections chez les nouveau-nés?(Considérez la période de la grossesse et de l'accouchement)...	
4. Au cours de l'accouchement, quelles sont les pratiques obstétricales qu'il faut appliquer pour contribuer à la réduction du risque de transmission du VIH de la mère à l'enfant ?	
5. Au cours de l'accouchement quelles sont les pratiques obstétricales qui augmentent le risque de transmission du VIH de la mère à l'enfant ?...	
6. Personnellement, respectez-vous ces pratiques qui visent à réduire la transmission du VIH de la mère à l'enfant dans votre structure sanitaire ? **Réponse :** ☐**Jamais,** ☐ **Par fois,** ☐ **Souvent**☐**Toujours**	
7. Pourquoi vous ne les respectez pas ?.....	
8. Dans votre maternité, après un accouchement, demandez-vous à la mère de revenir pour les consultations post-natales ? **Réponse :** ☐**Jamais,** ☐ **Par fois** ☐**Souvent**☐**Toujours**	
9. Dans votre maternité, proposez vous des prestations de planification familiale aux accouchées avant la sortie? **Réponse :** ☐**Jamais,** ☐ **Par fois,** ☐ **Souvent**☐**Toujours**	
10.Avez-vous un commentaire à faire concernant votre profession dans le cadre de la PTME..	
Nom et signature de l'enquêteur Heure du début : date Heure de la fin :	

*SOUB : Soins Obstétricaux de Base, SOUC : Soins Obstétricaux Complet, SONU : Soins Obstétricaux Néonataux d'Urgence, SR : Santé de la Reproduction

Corrigé standardisé du questionnaire CAP

Lorsque l'interviewé répond correctement, la cote est de 1 point ; lorsque au moins la moitié de la réponse est donnée c'est 0.5 point et enfin si aucune réponse n'est bonne, la côte est de 0 point. Pour la réponse avec échelle, **Jamais** est la mauvaise réponse et elle vaut 0 point, **Parfois et Souvent** correspondent à assez bonne et valent 0 ,5 point et **Toujours** est la bonne réponse (elle vaut 1 point) .Pour ce questionnaire seul l'investigateur mettra le score en fonction de réponses données par l'interviewé tout en se référant au corrigé standardisé.

Questions et reponses	Score*
1. Pouvez-vous nous citer les voies de transmission du VIH de la mère à l'enfant (transmission verticale) ? **Réponse : voie génitale (1point), allaitement maternel (1point) et transplacentaire (1point)**	3 points
2. A quel moment le risque de cette transmission est élevé **Réponse : Fin de grossesse (1point), pendant le travail (1point) et l'accouchement (1point)**	3 points
3. Comment peut-on éviter les nouvelles infections chez les nouveau-nés? (Considérez la période de la grossesse et de l'accouchement) **Réponse : Dépistage du VIH(1point), Antirétroviraux prophylactiques pour la mère et l'enfant(1point), césarienne élective et les bonnes pratiques obstétricales (1point)**	3 points
4. Au cours d'un accouchement quelles sont les pratiques obstétricales qu'il faut appliquer pour contribuer à la réduction du risque de transmission du VIH de la mère à l'enfant ? **Réponse : toutes pratiques obstétricales qui visent à réduire le contact du sang fœtal avec le sang maternel et les sécrétions cervico- vaginale de la mère(1point) ; exemple : la césarienne élective(1point), garder les membranes intactes jusqu' à une dilatation au delà de 7cm(1point), Eviter des épisiotomies systématiques(1point), pas de manœuvre traumatique au moment de l'accouchement(1point) et l'observance des précautions universelles de stérilité en milieu hospitalier(usage des poires individuels ,paires de ciseau stérilisées ..) (1point)**	6 points
5. Au cours d'un accouchement quelles sont les pratiques obstétricales qui augmentent le risque de transmission du VIH de la mère à l'enfant . **Réponse : l'épisiotomie systématique (1point), la rupture artificielle précoce des membranes (en première phase du travail ou à une dilatation cervicale inferieure à 7cm) (1point), le travail prolongé (1point), l'usage**	6 points

des procédures invasives comme les Ventouse ou Forceps (1point), la transfusion sanguine non testé (1point) et la non observance des précautions universelles de stérilité en milieu hospitalier (1point)	
6. Personnellement, respectez-vous ces pratiques qui visent à réduire la transmission du VIH de la mère à l'enfant dans votre structure sanitaire ? **Réponse :** ☐**Jamais (0 point)** ☐ **Par fois (0.5 point)** ☐ **Souvent (0.5 point)** ☐**Toujours (1point)** (Sinon passez à la question numéro 7)	1point
7. Pourquoi vous ne les respectez pas ?	pas de cotation
8. Apres un accouchement normal, demandez vous à la mère de venir au service de santé pour les consultations post-natales ? *Réponse : ☐Jamais (0 point) ☐ Par fois (0.5 point) ☐ Souvent (0.5 point)* *☐Toujours (1point)*	1 point
9. Dans votre maternité, proposez –vous des prestations de planification familiale aux accouchées avant la sortie ? *Réponse : ☐Jamais (0 point) ☐ Par fois (0.5 point) ☐ Souvent (0.5 point)* *☐Toujours (1point)*	1 point
10.Avez-vous un commentaire à faire concernant votre profession dans le cadre de la PTME	
Nom et signature de l'enquêteur Total date	24 points

Equipe de consensus du score de Connaissance Attitude et Pratique

Investigateur : Dr Mwembo Tambwe-A-Nkoy	Coordinatrice PTME Katanga Mujing Kateng
Organisations non gouvernementales impliquées : Femmes SIDA : Abel Ntambwe	Coordinatrice de PNLS /Katanga : Angèles ASSILY
AMKA : Francine Muteb	Médecin chef de district de
GTZ /VIH : Arsène Kalenga	Lubumbashi : Kongolo Mpungwe

Nom de la structure..

Zone de Santé de la structure sanitaire............................ /__/

1=Lubumbashi 2=Ruashi 3=Kamalondo 4=Kenya 5=Katuba 6=Kampemba

7=Mubunda 8=Tshamilemba 9=Vangu 5= Kisanga

Niveau opérationnel de la structure sanitaire .... /__/

1=Centre de santé 2=Hôpital de référence 3=Polycliniques

Appartenance de la structure .... /__/

1=Gouvernement 2= ONG 3= Confession religieuse 4= Entreprise 5= Indépendant 6= Autres (préciser)...

Numéro échantillon /__/__/__//__/

Identification de la parturiente en salle d'accouchement
Date de naissance : / /
Age de la grossesse : ….. SA Dilatation cervicale en centimètre à l'admission :……….cm
Date d'accouchement……………………………………………………………

I. Counselling et réalisation du test du dépistage du VIH	
Maintenant, madame je vais vous poser quelques questions concernant le dépistage du virus du VIH chez la femme enceinte.	
1. Au cours de cette grossesse, aviez vous effectué le test pour connaitre si vous avez le virus du SIDA ? 1=Oui 2=Non *Si oui ; continuez avec les questions 4 et 5. Si c'est non; procéder par un* *counselling du dépistage prévu au point 4.*	/__/
2. Pouvez-vous nous citer dans quel l'hôpital ou le centre de santé où vous aviez fait cet examen ?	
3. Si vous êtes d'accord madame pourriez –vous nous donner votre nom .Nous irons vérifier sur la liste de celles qui ont fait cet examen sans regarder les	

résultats de l'examen ?	
4. Counselling pour l'obtention du consentement éclairé *Si le consentement libre est obtenu, procéder au prélèvement du sang pour faire le test* et *marqué 1, si le consentement n'est pas obtenu, marquez 2*	1 2
5. L'examen du test est fait 1=Oui 2=Non	1 2
6. Enrôlement de la parturiente séropositive au VIH dans le programme PTME de la structure 1.oui 2.non	1 2
II. Les informations sociodémographiques	
7. Quel est votre niveau d'étude? (mettez l'année ou le diplôme d'étude le plus élevé obtenu .exemple : premier primaire....)	
8. Quel est votre état matrimonial actuel ? 1=Célibataire, 2=Mariée (*dépôt de la dot dans la famille de la femme*) 3=Divorcée 4=Veuve 5=Union libre (pas de *dépôt de la dot dans la famille de la femme*)	/__/
9. Actuellement avez-vous un emploi ? 1=Oui 2=Non	/__/
10. Si oui : Dans quel secteur vous êtes employée : 1=Secteur publique (nom de l'entreprise.........) 2=Secteur privé (nom de l'entreprise.........................)	/__/
11. Avez-vous une activité libérale rémunératrice ? 1=Oui 2=Non	/__/
12. Dans quelle commune habitez-vous ? 1=Annexe 2=Lubumbashi 3=Kamalondo 4=Kampemba 5=Katuba 6=Kenya 7=Ruashi.	/__/
13. Principalement de quel type de matériau le sol de votre logement actuel est-il fait ? 1=Carrelage 2=Ciment 3=Terre battue 4=autres à préciser	/__/
14. Principalement de quel type de matériau la toiture de votre logement actuel est-elle faite ? 1=Dalle en béton 2=bloc ciment 3=Tôlé galvanisée 4=paille 5= autres à préciser	/__/
15. Principalement avec quel matériau les murs de votre logement ont-ils été construits ? 1=Béton armé ; 2=Blocs ciments ; 3=Briques cuites ; 4=briques adobes ; 5 =autres à préciser	/__/

16. Sur la liste ci-dessous, quels sont les biens que vous possédez (appartenant au ménage) : 1=Oui 2=Non	/__/
Moto	/__/
Véhicule	/__/
Vélo	/__/
Téléviseur	/__/
Congélateur ou frigo	/__/
Magnétoscope ou lecteur DVD	/__/
Radio Cassette ou chaine musicale	/__/
Cuisinière ou réchaud	
Antenne parabolique	
17. Quel est votre statut d'occupation de l'actuel logement ? 1=Propriétaire ; 2=Locataire ; 3=Logé par l'employeur ; 4=logé par un parent ou ami ; 5=garde-chantier ; 6=sous-logé.	/__/
18. Votre logement actuel est il composé de combien de pièces ? (compter la cuisine, chambre à coucher, salle de séjour, salle à manger ou toute autre pièce finie. Ne compter pas la salle de bain, toilette ou couloir ou chambre utilisé à des fins commerciales)	/__//__/
19. Votre logement actuel a-t-il un raccordement d'eau potable ? 1=Oui 2=Non	/__/
20. Votre logement actuel a-t-il un raccordement d'électricité ?1=Oui 2=Non	/__/
21. Disposez-vous d'une réserve de vivre sous forme de produits vivriers ou de l'argent disponible pour vous nourrir ? 1=Oui 2=Non	/__/
22. Si oui, pour combien de temps ? 1=le prochain mois ; 2=La semaine prochaine ; 3=Les trois jours prochains	/__/

Apres avoir interrogé la femme, vous pouvez l'interroger sur son conjoint avec les Questions 23 et 24. La question numéro 8 à déjà précisé si elle a un conjoint ou pas.

B. CONJOINT

23. Quel est son niveau d'étude? (mettez l'année ou le diplôme d'étude le plus élevé obtenu .exemple : premier primaire….) ………………	
24. Actuellement a-t-il un emploi .C'est à dire toute activité rémunératrice ? 1= Oui 2=Non *(si non, passer à la question 26)*	/__/

25. Dans quel secteur est-il employé ? 1=Secteur publique (nom de l'entreprise….) 2=Secteur privé (nom de l'entreprise……) 3=Libéral 4=Autre (à préciser)………	/__/

III. antécédents gynécologiques et obstétricaux

26. Combien d'enfants (vivants ou morts) avez-vous mis au monde ?	/__//__/

27. Parmi les incidents ci-dessous le(s) quel(s) vous aviez déjà eu : 1=Avortement 2=Accouchement prématuré 3=Mort né 4=Faible poids de naissance 5=Aucun	**1**	**2**	**3**	**4**	**5**

28. Aviez-vous déjà été opérée d'une césarienne ? 1=Oui 2=Non	/__/
29. Madame étiez-vous venue aux Consultations Prénatales (CPN) au cours de cette grossesse ? 1=Oui 2=Non (**si oui passer à la question 31**)	/__//__/
30. Si non, pourquoi vous n'êtes pas venue aux CPN ?…………..………	
31. Si oui : Pendant quel mois de la grossesse êtes-vous venue pour la première fois recevoir des soins prénatals ?……………………………………………… *Notez la réponse en mois .Si elle répond en semaine, convertissez en mois (un mois égale 4 Semaines). Si la cliente ne sait pas, notez 0.*	/__/
32. Combien de fois êtes-vous venue aux CPN au cours de cette dernière grossesse ?	/__//__/

Nom et signature de l'enquêteur : Date :	Heure de début : Heure de la Fin :	Durée de l'interview :

NB : Seule le *counseling* et le dépistage sont fait avant l'accouchement. Les autres informations sont remplis après l'accouchement et en se référant à la fiche de CPN et le partogramme.

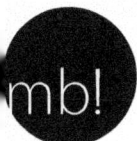

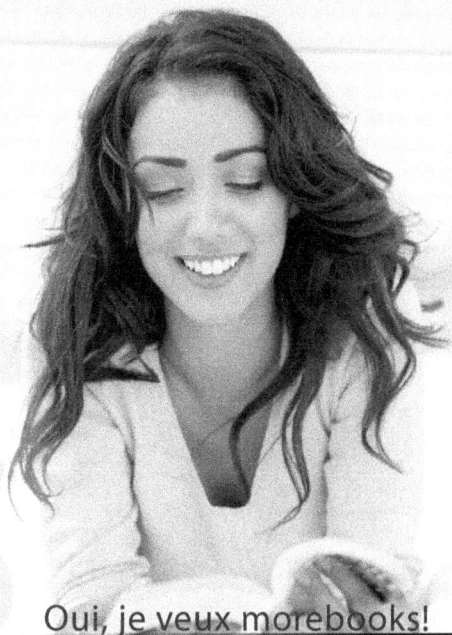